NAOKO

¡GLÚTEOS ARRIBA!

Corrige la postura y estiliza tu silueta en 1 minuto con los estiramientos mágicos de Naoko

TRADUCCIÓN DE
Makoto Morinaga

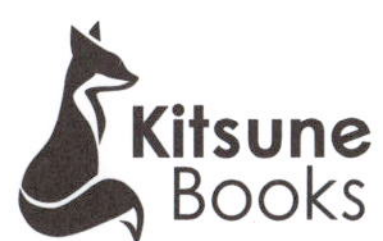

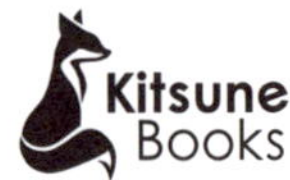

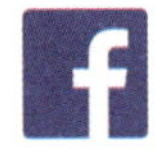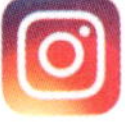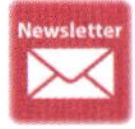

Primera edición: enero de 2022
Título original: *Ippun Oshirikin Wo Nobasudakede Gekiteki Petabara!*

© Naoko, 2020
© de la traducción, Makoto Morinaga, 2022
© de esta edición, Futurbox Project S. L., 2022
Todos los derechos reservados.
Los derechos de traducción al castellano se han gestionado con Gakken Plus Co., Ltd. a través de Japan Uni Agency Inc., Tokio

Diseño del libro e ilustraciones: Yukari Kimura (986DESIGN)
Fotografías: Yoichiro Usuda
Peluquería: Tomoko Daimon, Tomoko Nishimoto
Ilustraciones: Miho Negishi, Hirotaka Uchiyama
Producción (SDM): Tomoko Kitamura, Mirai Yokokawa
Vestuario: Centro de servicio al cliente Danskin / Goldwin
Edición: Eriko Hikoda
Cooperación editorial: Aiko Oikawa
Diseño de cubierta: Taller de los Libros

Publicado por Kitsune Books
C/ Aragó, n.º 287, 2.º 1.ª
08009, Barcelona
www.kitsunebooks.org

ISBN: 978-84-16788-61-3
THEMA: VFM
Depósito legal: B 255-2022
Preimpresión: Taller de los Libros
Impresión y encuadernación: Cachimán Gràfic
Impreso en España – *Printed in Spain*

Cualquier forma de reproducción, distribución, comunicación pública o transformación de esta obra solo puede ser efectuada con la autorización de los titulares, con excepción prevista por la ley. Diríjase a CEDRO (Centro Español de Derechos Reprográficos) si necesita fotocopiar o escanear algún fragmento de esta obra (www.conlicencia.com; 91 702 19 70 / 93 272 04 47).

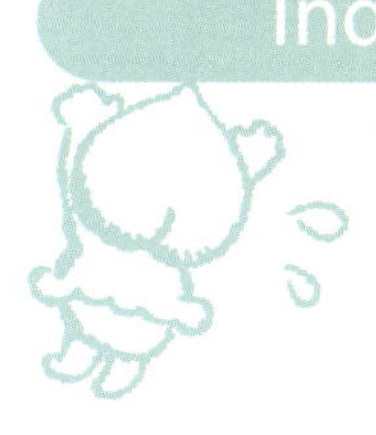

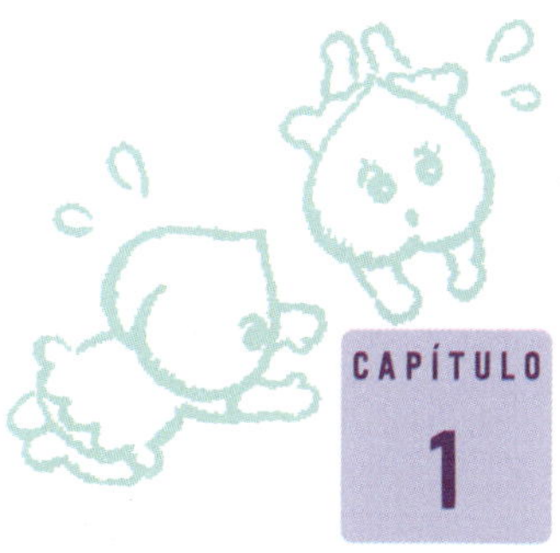

CAPÍTULO 1

CAPÍTULO 2

CAPÍTULO 3

CAPÍTULO 4

● Advertencia ●

Para evitar que te resbales o te hagas daño en la espalda o las rodillas, te recomiendo que coloques una colchoneta o algo similar cuando hagas los estiramientos.

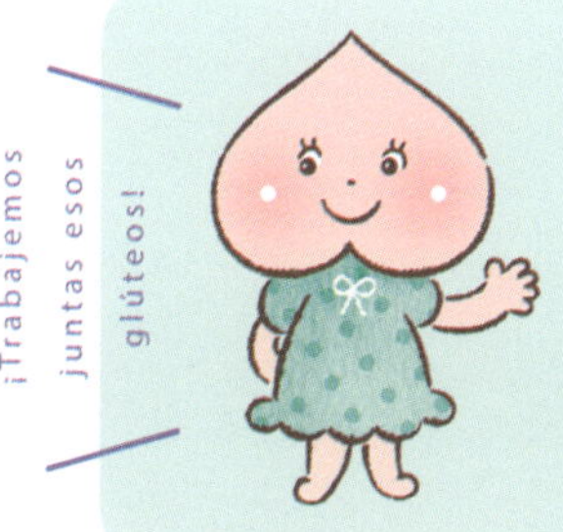

Glutilda, la duendecilla de los glúteos

Esta pequeña duende sabe mucho acerca de cómo trabajar los glúteos. Ella ayudará y animará durante la rutina.

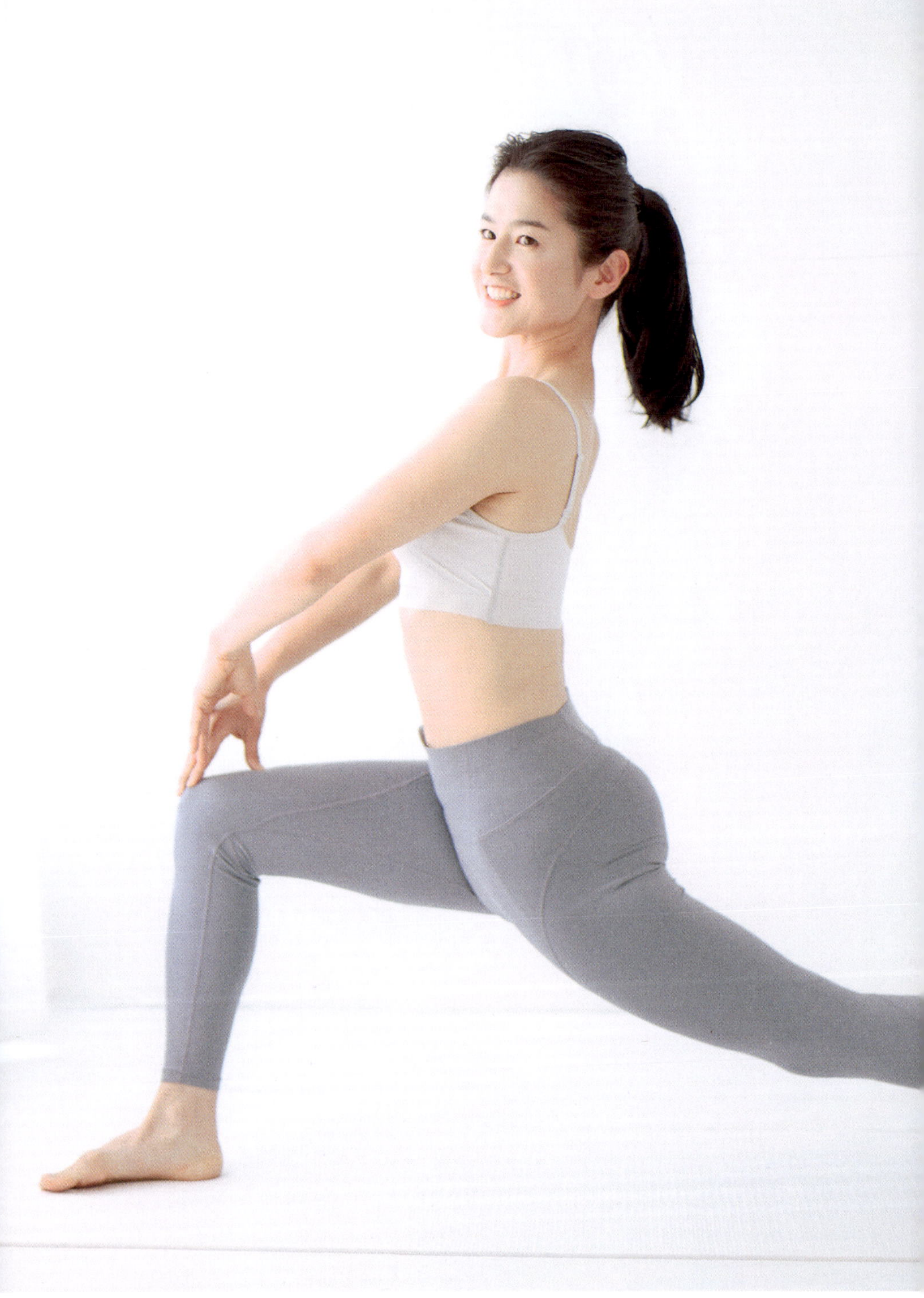

Basta con trabajar los glúteos para perder peso en abdomen y piernas

Siempre se ha dicho que, para tener un abdomen plano, es necesario hacer abdominales y que, para tonificar las piernas, solo valen las sentadillas. Pero eso es cosa del pasado.

Trabajando los glúteos proporcionarás una base estable a tu cuerpo y podrás deshacerte poco a poco de esos kilos de más.

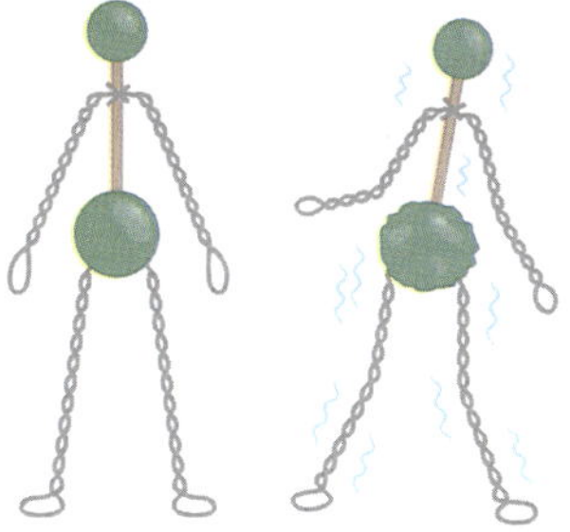

Las caderas son los cimientos del cuerpo
Las caderas son el punto de partida de la columna vertebral y los fémures. Si las caderas son inestables, los músculos del abdomen y los muslos no pueden funcionar correctamente.

¡Te encantará ver los resultados! Y eso te animará a continuar

Los ejercicios para glúteos ayudan a conseguir rápidos resultados y a que la silueta cambie notablemente.

Disfrutarás logrando pequeños éxitos durante el proceso de pérdida de peso que harán que el cerebro quiera seguir experimentando esa sensación de alegría, y eso te animará a continuar.

¡Estás a punto de conseguir el mejor cuerpo que hayas tenido jamás!

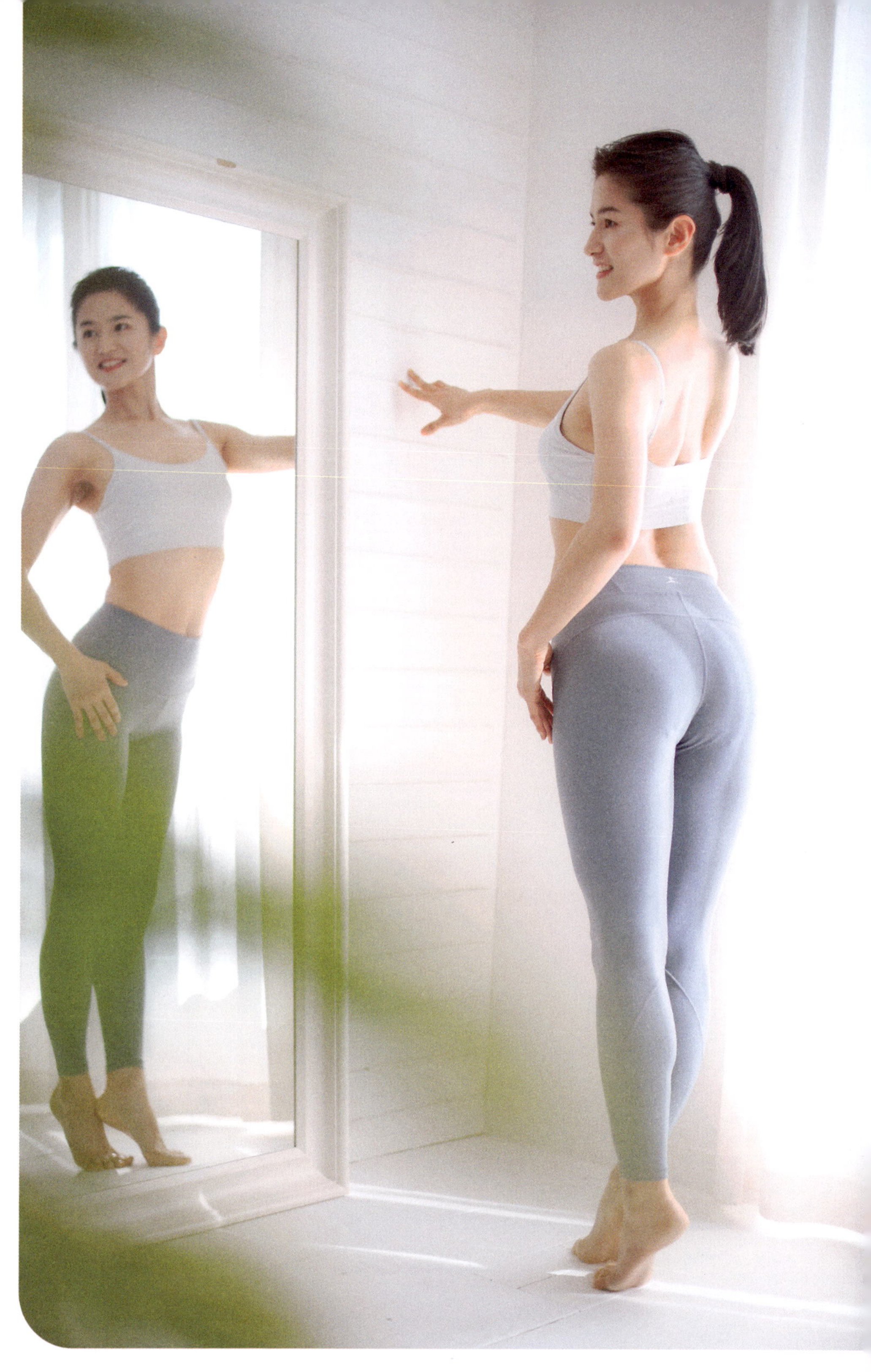

Bajé hasta los 88 cm de pecho, 62 cm de cintura y 90 cm de cadera. Ahora me veo como nunca

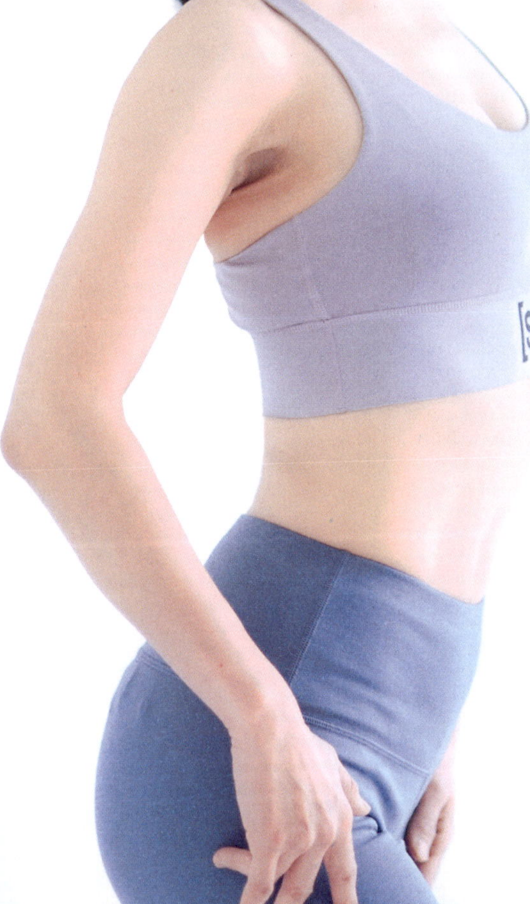

\ 42 años, madre de 3 niños /

Cuerpo de ensueño

Medidas corporales

Altura: 164 cm
Peso: 50 kg
Grasa corporal: 19 %
Pecho: 88 cm
Cintura: 62 cm
Cadera: 90 cm

¡Hola! Encantada de saludarte. Soy Naoko y soy entrenadora personal especializada en corrección pélvica y osteópata. Tengo cuarenta y dos años, soy madre de tres niños y siento que ahora tengo el mejor cuerpo que he tenido en toda mi vida.

No entreno mucho ni hago ejercicio intenso, no salgo a correr ni practico ningún tipo de deporte en concreto y, aunque soy entrenadora personal, estoy muy ocupada criando a mis hijos y trabajando, así que no tengo mucho tiempo para cuidar mi cuerpo.

La razón por la que soy capaz de mantener mi figura ideal es porque trabajo los glúteos mediante estiramientos específicos.

Las caderas son los cimientos del cuerpo. Si el trabajo de las caderas se descuida, el cuerpo se desestabiliza y determinados músculos dejan de funcionar, y es entonces cuando se comienza a acumular la grasa. Por el contrario, si mantienes las caderas en una correcta posición, los músculos podrán moverse adecuadamente para que consigas y mantengas tu silueta ideal.

Desde mi primer hijo, he dado a luz cada cinco años: a los treinta, a los treinta y cinco y a los cuarenta. Con cada embarazo engordé unos catorce o quince kilos, pero he podido perderlos sin dificultad alguna.

Cuando di a luz por última vez, con cuarenta años, después de haber empezado a hacer estiramientos de glúteos, hacía diez años de mi primer parto, a los treinta, pero mi recuperación posparto fue la mejor de las tres y enseguida recuperé mi silueta. Descubrí que los ejercicios para glúteos eran verdaderamente beneficiosos para mi cuerpo.

Ahora no estoy a dieta, pero hubo una época, en mi veintena, en la que pesaba doce kilos más que ahora debido a mi estilo de vida inestable y al estrés.

Embarazo y parto a los cuarenta sin complicaciones

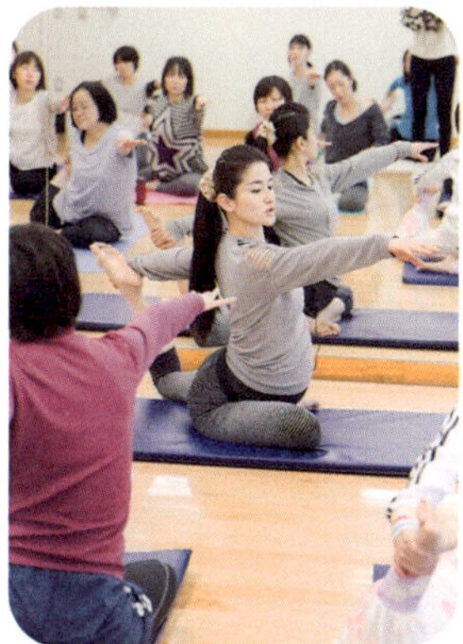

Gracias a los estiramientos de glúteos, estuve en plena forma durante el embarazo y pude seguir trabajando hasta poco antes de dar a luz.

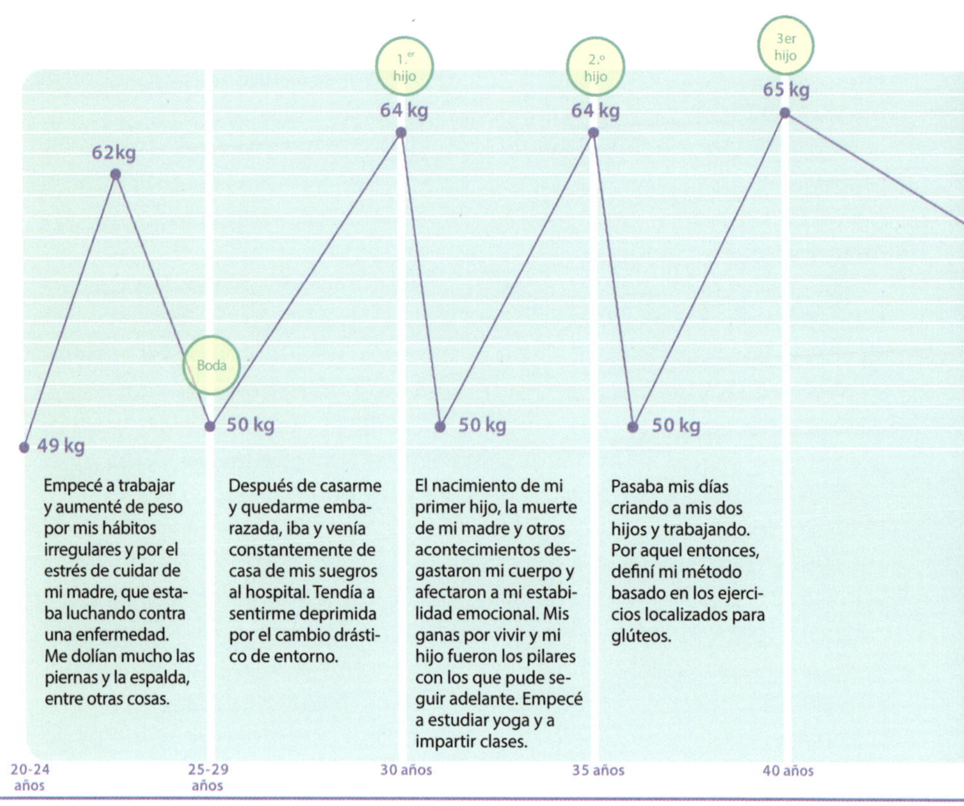

Sufría de muchos problemas: tenía las piernas arqueadas (también conocidas como rodillas varas), juanetes, dolor de espalda e irritación de la piel, entre otros. También sufrí dos hernias discales y, aunque iba a un fisioterapeuta y al gimnasio y perdí peso, mi condición física no mejoraba. Mirándolo en retrospectiva, por aquel entonces me costaba ver las cosas de forma positiva.

Empecé a estudiar en serio el cuerpo humano a los treinta y un años. Tras varios años vertiginosos en los que me casé, di a luz y cuidé de mi madre antes de que falleciera, descubrí la magia del yoga para aportar estabilidad a mi cuerpo y sanar la mente. Todos los problemas físicos y el estancamiento mental que había acumulado durante años desaparecieron en un abrir y cerrar de ojos.

Fue entonces cuando empecé a asistir a una escuela de formación con el objetivo de compartir esta milagrosa técnica de sanación con mucha más gente, comenzando así mi carrera como entrenadora.

Sin embargo, cuando empecé a dar clases, me sentía incapaz de responder a las preguntas de mis alumnas. El yoga es una disciplina asom-

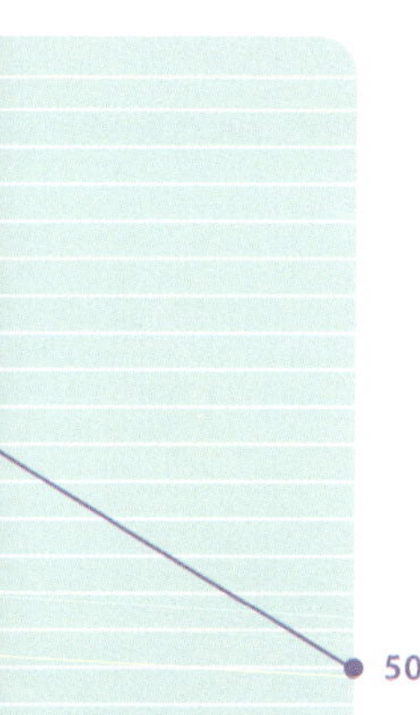

50kg

Aunque di a luz a los cuarenta, mi recuperación posparto fue muy buena. Volví al trabajo dos meses después de dar a luz y estaba en plena forma a los tres.

42
años

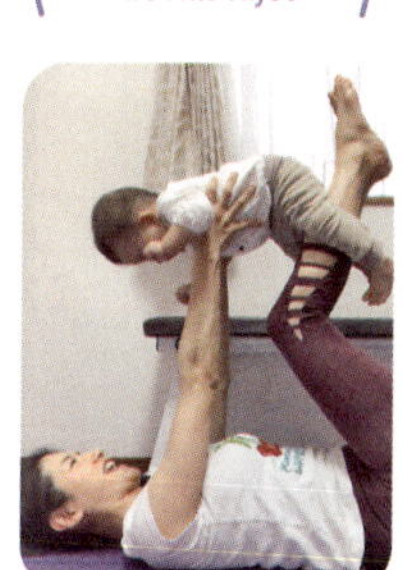

Son entrenadora y madre de tres hijos. Me mantengo en forma y saludable ejercitando los glúteos.

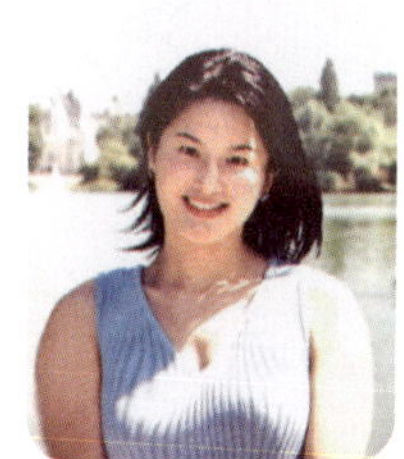

Cuando empecé a trabajar fue cuando más engordé. Tenía muchos problemas, como dolor de espalda e irritación de la piel, además del estrés.

brosa, pero necesitaba aprender más sobre otras técnicas que ayudaran a perder peso, a corregir las distorsiones corporales y a aliviar el dolor y la rigidez, así como otros problemas, por lo que empecé a estudiar otros métodos como el *core training* (el entrenamiento de abdominales, lumbares, glúteos, suelo pélvico y músculos involucrados en la postura corporal), el pilates, el trabajo corporal y la estética.

Al estudiar, descubrí que los ejercicios orientados a trabajar los glúteos ayudaban a mis alumnas a moverse mejor y a obtener resultados más rápidamente. A base de prueba y error, establecí un método con el que, mediante el entrenamiento de los glúteos, se logra perder peso gracias a los beneficios del trabajo corporal, el entrenamiento muscular y los estiramientos.

Si sientes que tu cuerpo está agarrotado, no tienes una rutina de ejercicios o has fracasado infinidad de veces tratando de seguir una dieta, este método puede ayudarte a conseguir el mejor cuerpo que hayas tenido jamás.

¡De un cuerpo sin curvas a uno en forma!

Señora M.

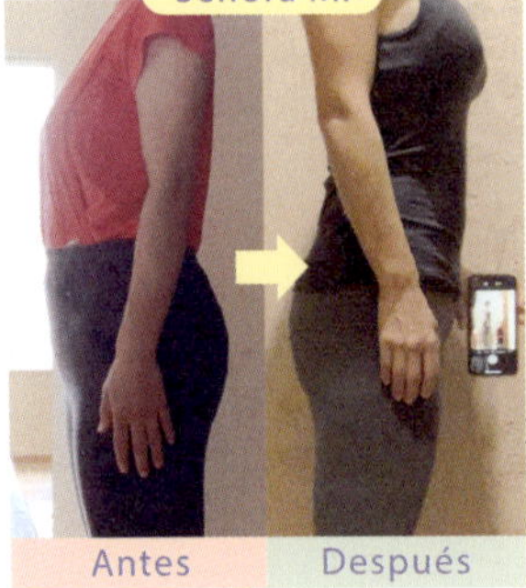

¡Reduje 10 cm de cintura!

Señora G, Y.

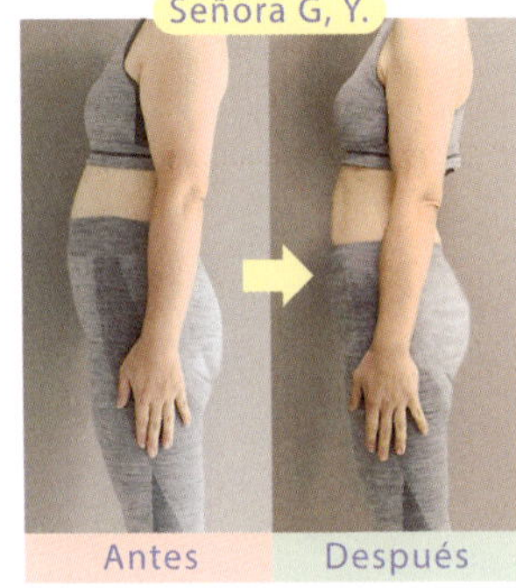

Los pantalones de la primera sesión me quedan holgados.

Señora Y, D.

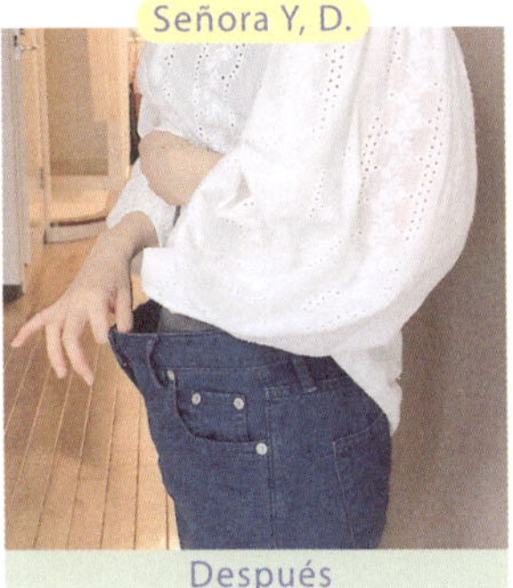

Nosotras también

logramos una figura bonita trabajando los glúteos

Te presento casos reales de mujeres que han ejercitado los glúteos con mi método. ¡Fíjate en el antes y después!

¡Acentué mi cintura al perder 12 cm!

Señora H.

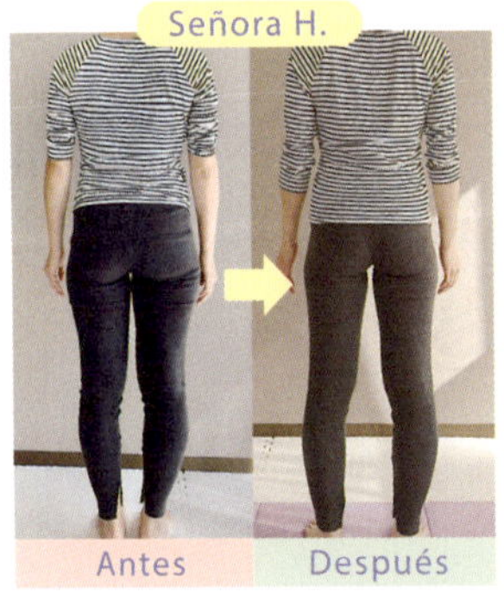

Reduje 10 cm en cintura y cadera

Señora K. M.

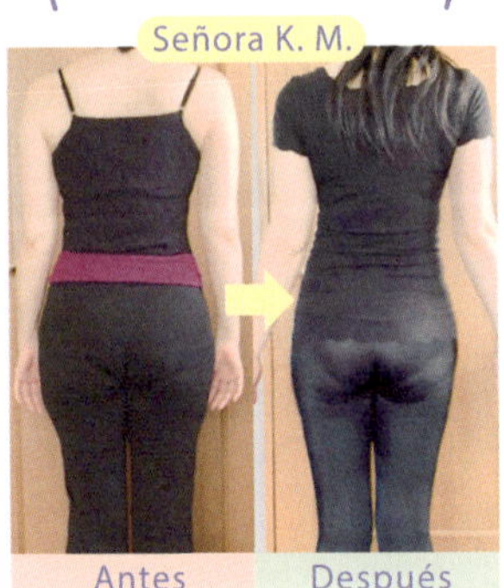

5 cm menos de cadera en solo un mes.

Señora H.

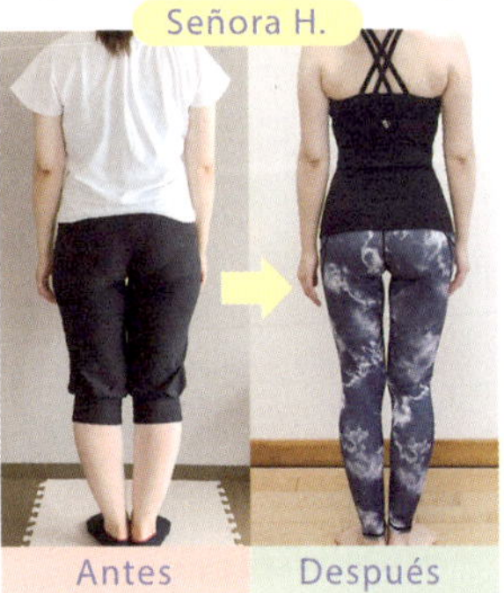

¡Corregí las rodillas varas y ahora puedo llevar falda!

Señora H. R.

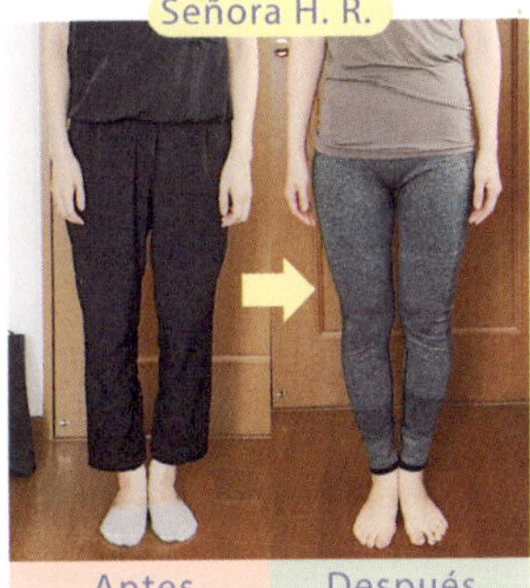

¡Perdí 8 kg!

Señora O. K.

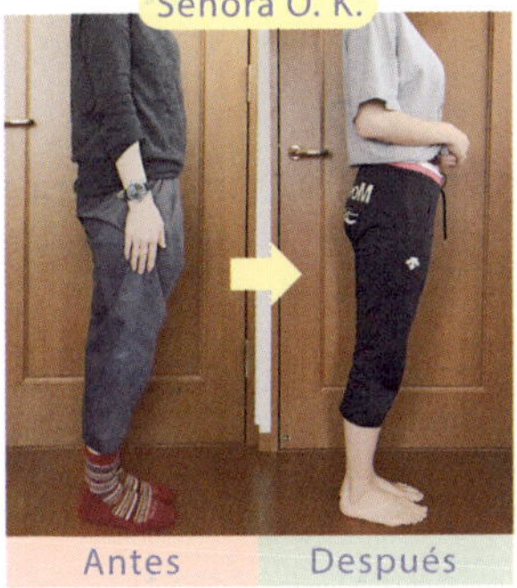

Conseguí unas piernas más rectas y delgadas

Chami

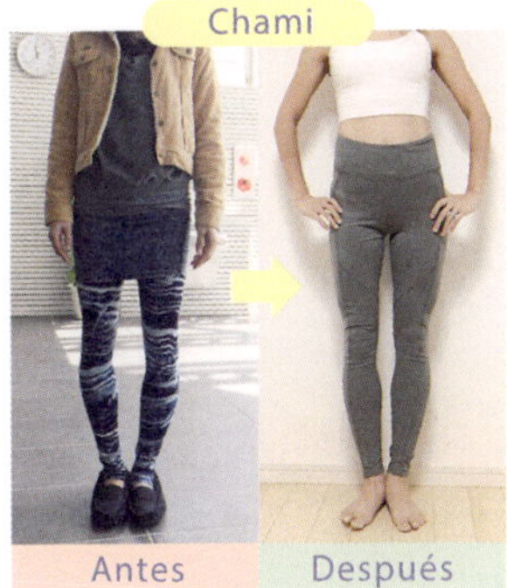

Reduje 9'5 cm de pelvis

Señora G. K.

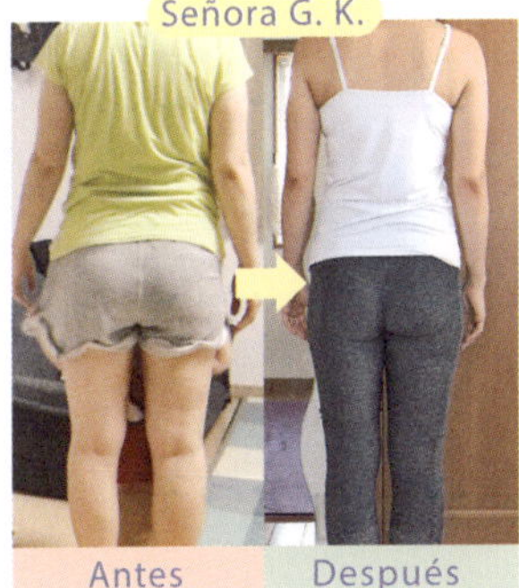

Mis glúteos se elevaron y tonificaron

Señora I.

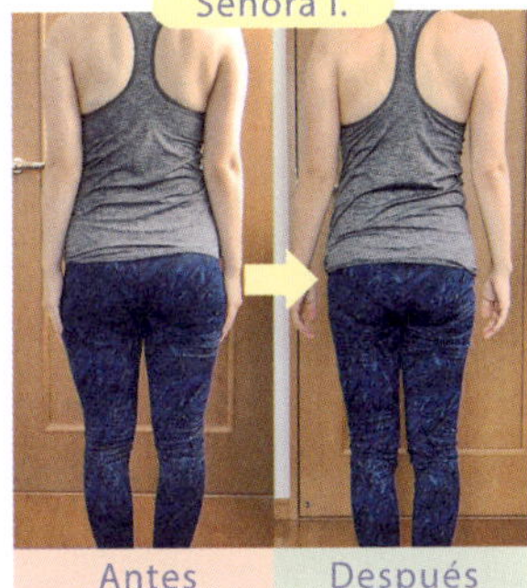

¡Adiós a la papada!

Señora K. H.

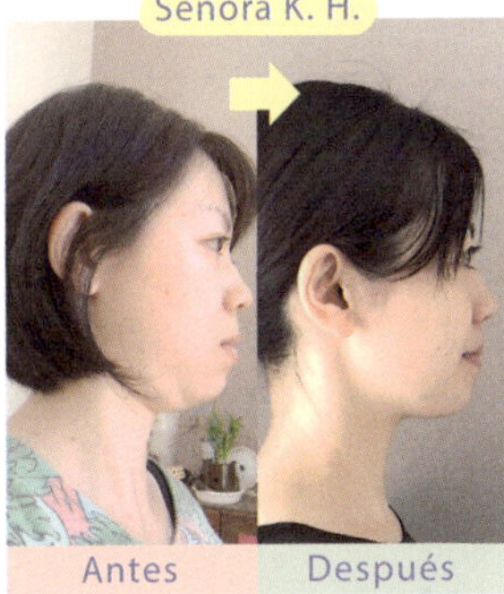

Con una sesión, mi cuello se alargó

Harunao

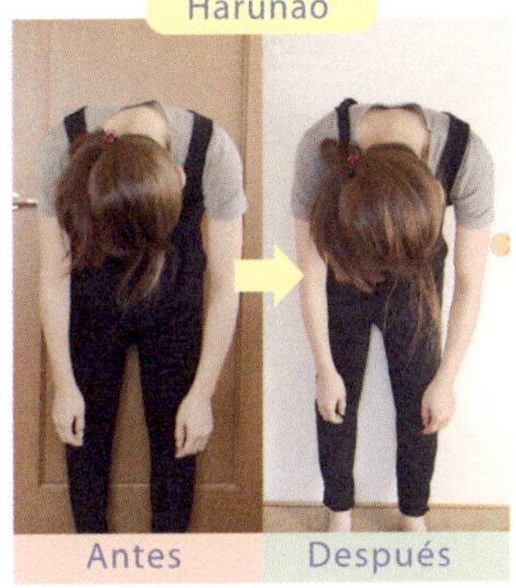

Trabaja los glúteos y estabiliza el cuerpo por tu cuenta

Estabiliza + Estira + Entrena
¡El triple efecto que te
ayudará a perder volumen
de forma rápida!

La característica más reseñable de los ejercicios para glúteos es que son muy eficaces para corregir posibles desviaciones corporales. Ir a un osteópata para que te corrija estas distorsiones cuesta dinero y tiempo, pero, mediante los estiramientos de glúteos, puedes hacerlo por tu cuenta. En lugar de dejar que el fisioterapeuta sea el que ejerza presión, puedes ayudarte de tu peso y de tu consciencia corporal. Al estirar de forma consciente, ejercerás presión y obtendrás el mismo efecto que si otra persona te estuviera ayudando.

Lo sorprendente de los estiramientos de glúteos es que esta misma presión es la que se ejerce con los entrenamientos musculares. Por lo tanto, perderás peso de forma rápida y sencilla con ejercicios que se caracterizan por tres factores: estiran los músculos, los entrenan mediante el uso de la presión y aportan estabilidad general al cuerpo.

Con ayuda de otra persona

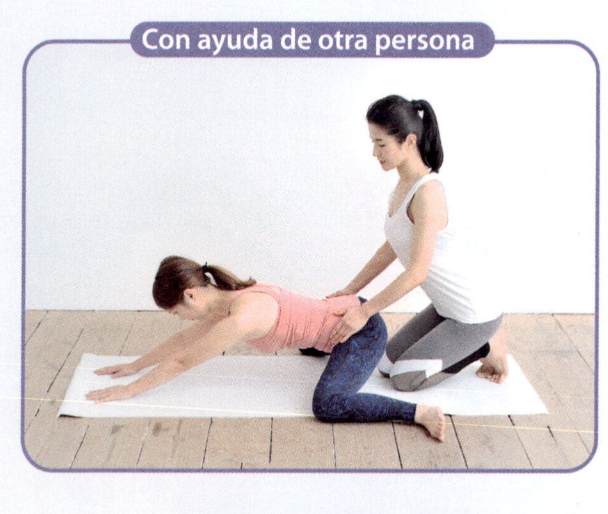

Estiramiento de glúteos

¡Una forma estupenda de estabilizar y entrenar los músculos por tu cuenta!

Si quieres ajustar la pelvis como en la imagen superior, necesitas la ayuda de alguien para que empuje la cadera. No obstante, con un ejercicio de estiramiento de glúteos se logra el mismo efecto al estirarse conscientemente desde la cadera a la cabeza. Te sirves de tu propia fuerza y no de la de otra persona, lo que lo convierte en una buena manera de trabajar los músculos.

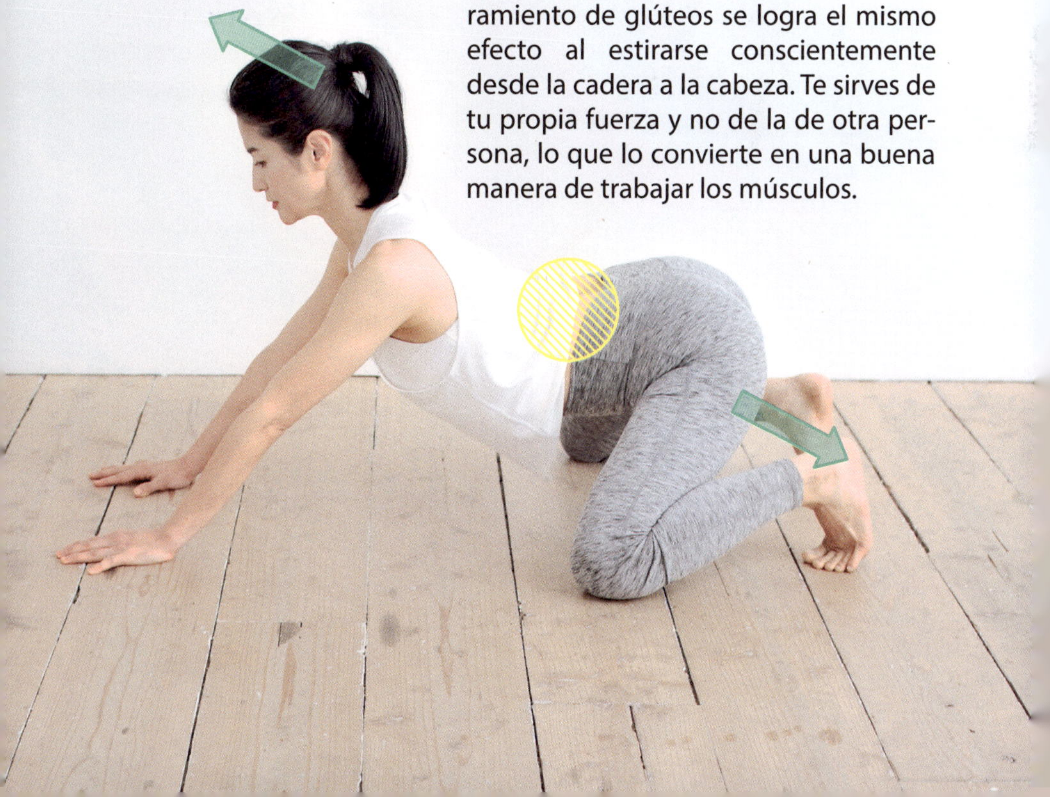

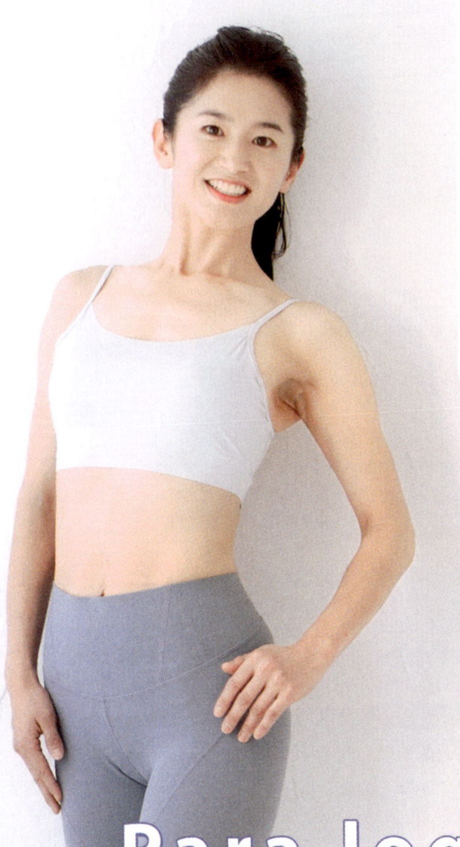

Reduce piernas
y tren inferior

Quienes usan los glúteos no tienen michelines ni un trasero flácido. Esto se debe a que, al tonificar los glúteos, los músculos del vientre y las piernas también trabajan y se quema la grasa localizada en estas zonas.

Para lograr una figura esbelta debes trabajar los glúteos

Mejora tu postura

Los músculos encargados de sostener la pelvis son los glúteos. Por eso, si corriges la cadera, te será más fácil eliminar las distorsiones de la pelvis. Una vez estabilizada la base, la columna vertebral, que se extiende desde la pelvis, recupera su curvatura original, en forma de S. La articulación coxofemoral se relaja y la amplitud de movimiento aumenta, por lo que tus zancadas serán más amplias.

Acentúa la cintura

Durante el estiramiento de glúteos es importante acompañar los movimientos con la respiración, ya que la mejor manera de entrenar los músculos internos es precisamente mediante la respiración. Elevando los músculos internos del tronco, como el diafragma y la musculatura lumbar, darás forma a la cintura desde el interior.

Consigue una piel radiante

El líquido cefalorraquídeo y la linfa, consideradas esenciales para una belleza natural, circulan a través de la columna vertebral. Por lo tanto, al alinear la columna mediante los estiramientos de glúteos, se mejora la circulación por los conductos internos de la columna. Mi piel está ahora más firme que cuando tenía diez o veinte años y me he librado de las manchas, las arrugas y la irritación de la piel.

Será más difícil que ganes peso

Al corregir la posición de la cadera y trabajar los músculos, tu tasa metabólica basal, es decir, la energía que necesitas incluso cuando estás en reposo, aumenta. Además, cuando las caderas están estables y sirven como punto de apoyo fijos, también aumenta la actividad muscular en las diferentes actividades diarias. Como resultado, tu cuerpo será menos propenso a ganar peso, aunque comas todo lo quieras.

Cómo perder peso trabajando los glúteos

La clave para
esculpir tu figura
está en los glúteos

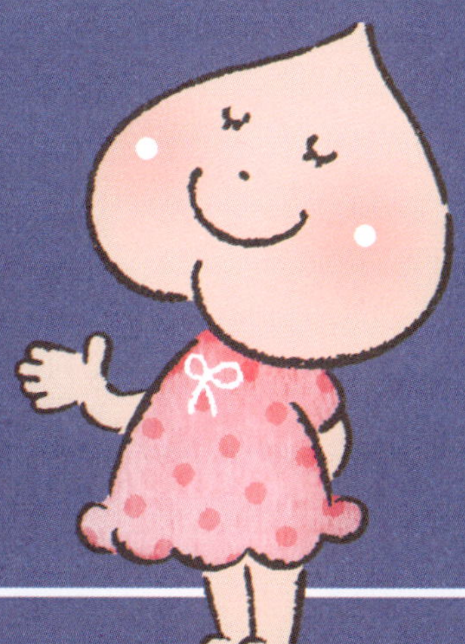

Sin trabajar los glúteos no adelgazarás el vientre y las piernas

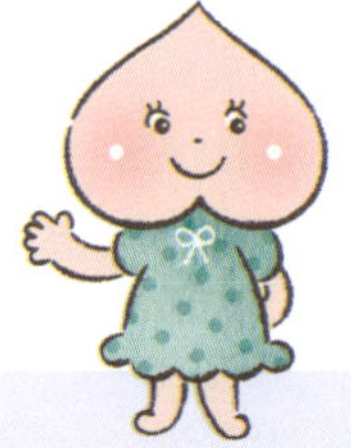

Mucha gente piensa que la razón por la que la grasa se acumula en el abdomen y en las piernas es la falta de ejercicio, pero la verdadera causa se encuentra en las caderas.

Las caderas son los cimientos del cuerpo; por debajo se extienden las piernas y, por arriba, la columna vertebral. De igual forma que si pinchas una bola de arcilla con dos palillos estos se mantienen erguidos, pero si clavas los palillos en arena se tambalean, sufrirás distorsiones en todo el cuerpo si no utilizas bien los glúteos.

Las distorsiones en el cuerpo se producen porque los músculos no se usan de manera uniforme: algunos se usan en exceso y otros nada en absoluto. Los músculos en desuso suelen localizarse en el abdomen y en la parte interna y posterior de los muslos. Si estos músculos no se utilizan, acumulan gradualmente grasa.

Por el contrario, los músculos que tienden a sobrecargarse se encuentran en la zona de los hombros, las caderas y la parte delantera de los muslos; todos ellos son propensos a la tensión muscular, a aumentar de peso y al dolor.

La gente tiende a usar los músculos que son fáciles de mover, como cuando, al hacer sentadillas, en lugar de usar la parte interna y posterior de las piernas, trabajas más la parte delantera. La acción en la que se utiliza un músculo que no estaba involucrado en ella para compensar la inactividad de otro músculo se denomina «movimiento compensatorio».

Si no estabilizas tus caderas, por muchos abdominales y sentadillas que hagas, no conseguirás reducir vientre y piernas.

Si los glúteos no trabajan, el resto de los músculos se desequilibra

Los músculos del abdomen, la espalda y la cara interna de los muslos tienden a volverse holgazanes, lo que hace que los músculos de la parte delantera de las piernas y las lumbares trabajen en exceso.

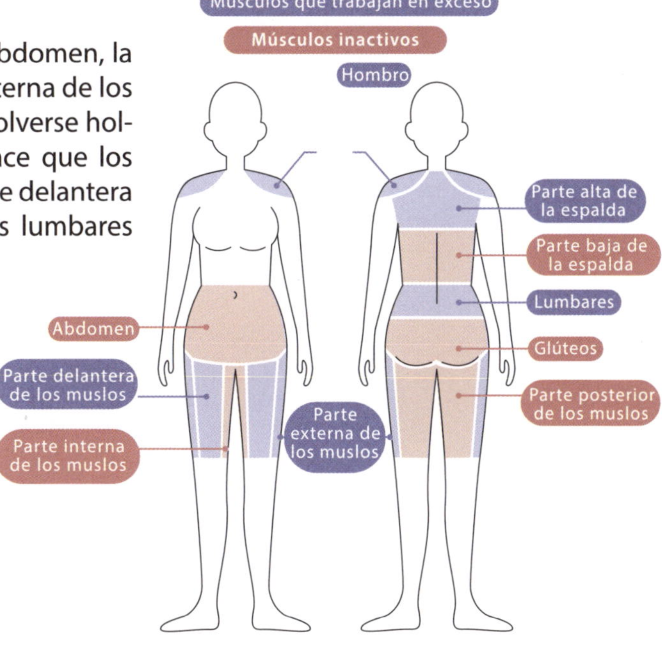

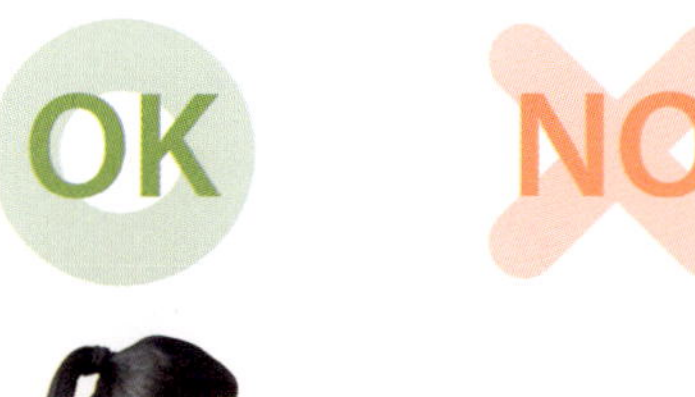

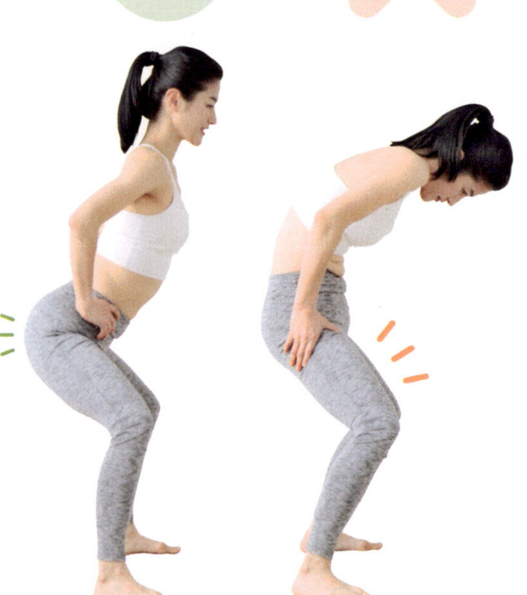

¡Si no usas bien las caderas, no entrenarás los músculos correctamente!

Las sentadillas son un ejercicio pensado para fortalecer los glúteos y la parte posterior de los muslos. Si no has acostumbrado a estos músculos a que trabajen, la parte delantera del muslo será la que prevalezca y realice el movimiento. Como resultado, en vez de conseguir unas piernas esbeltas como las de una patinadora artística, desarrollarás unas fibrosas, como las de un ciclista.

Los glúteos «holgazanes» aparecen por el hábito de inclinarnos hacia delante

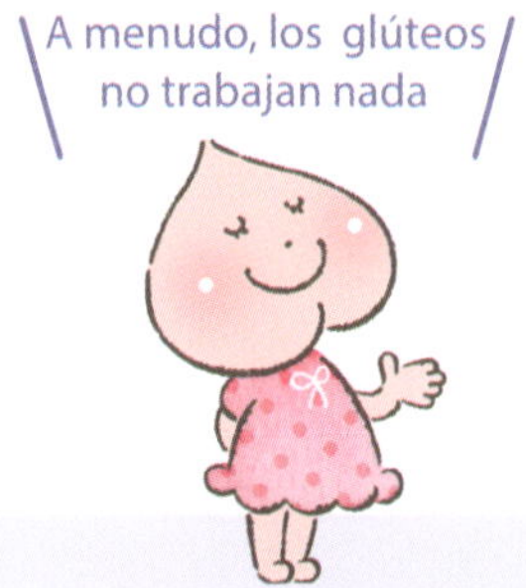

La razón por la que las personas podemos caminar sobre dos piernas en lugar de a cuatro patas es gracias al desarrollo de los glúteos. Una prueba de ello es que la proporción de los músculos de las piernas y la espalda con respecto a la masa muscular total del cuerpo no es tan elevada si la comparamos con la de otros animales, pero la proporción de los glúteos sí es más alta en los humanos.

En otras palabras, el uso de los glúteos es la explicación natural por la que las personas podemos caminar sobre dos piernas. Otros grandes músculos, como el cuádriceps, en los muslos, o el dorsal ancho, en la espalda, están unidos a los glúteos, así que estos grandes músculos solo pueden moverse correctamente si los glúteos trabajan.

¿Y por qué se deterioran estos músculos tan importantes? La causa se encuentra en nuestro estilo de vida actual. Tanto si trabajas frente a un escritorio, estás con el móvil en el tren, empujas el carrito de la compra o llevas a un bebé en brazos, estás usando solo la parte delantera de tu cuerpo. El centro de gravedad está desplazado siempre hacia delante y, por eso, los músculos de la parte posterior no se utilizan, lo que hace que los glúteos se debiliten.

Además de esto, no nos gusta hacer movimientos inútiles. Los niños no presentan distorsiones en su cuerpo precisamente porque siempre se mueven de un lado para otro y no se quedan quietos ni un solo instante. Al limitar tus movimientos para moverte racionalmente, mantienes posturas en las que te inclinas hacia delante y usas los mismos músculos todo el tiempo. Así, los glúteos terminan por debilitarse y aumentan las distorsiones.

Ser deportista tampoco te libra de sufrir distorsiones, ya que, si siempre realizas los mismos movimientos y trabajas solo determinados músculos, aparecerán igualmente.

Nuestros glúteos se desarrollaron para que camináramos sobre dos piernas, pero, si se vuelven inactivos, nuestro cuerpo se deforma y ganamos peso. Con el tiempo, la cadera rota de posición y corremos el riesgo de no poder caminar sin algún tipo de ayuda.

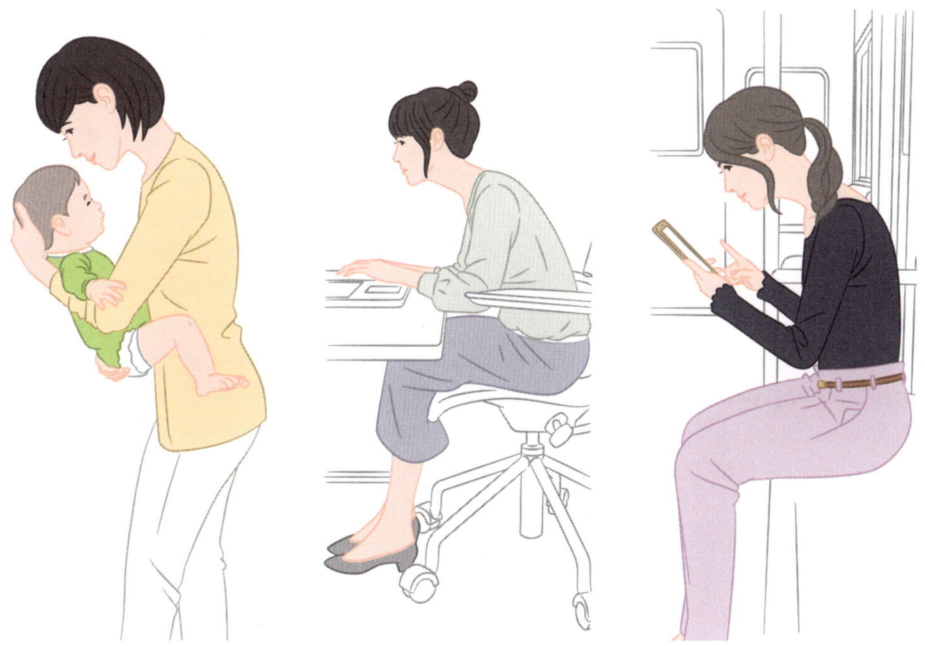

La rutina nos hace inclinarnos hacia delante

El trabajo, las tareas domésticas y nuestro tiempo libre… Permanecer en la misma postura durante mucho tiempo hace que nuestro centro de gravedad se desplace hacia delante. Esta es la causa del debilitamiento de los glúteos.

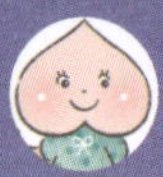

Comprueba el grado de activación de los glúteos

Elevación de piernas bocabajo

Comprobación de la fuerza de los músculos

¿Cómo se hace?

Fíjate en tus movimientos, tu postura y tus hábitos diarios para comprobar si utilizas los músculos de los glúteos correctamente

Colócate bocabajo y junta tus talones. Desde esa posición, abre las rodillas hacia los lados y, con la fuerza de los glúteos, eleva las piernas. No cierres las rodillas en ningún momento ni tampoco desplaces el centro de gravedad hacia delante o arquees la espalda. Si logras elevar las piernas manteniendo el pubis en el suelo, entonces lo estás haciendo correctamente.

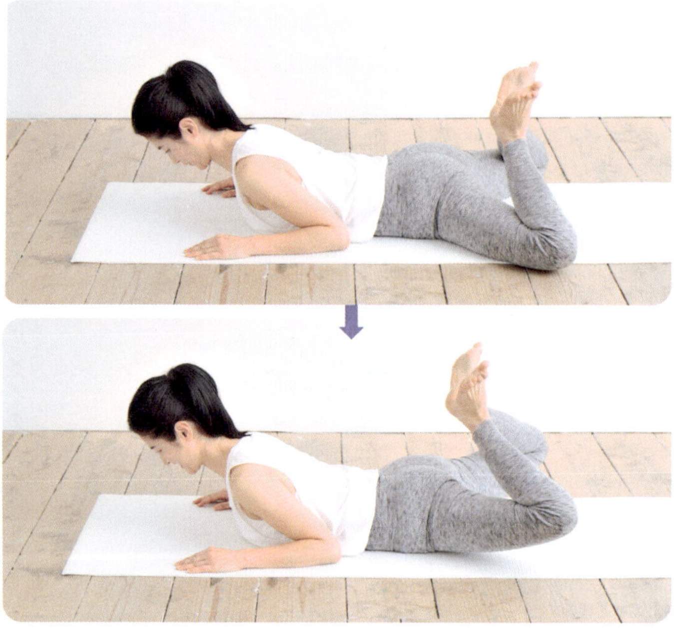

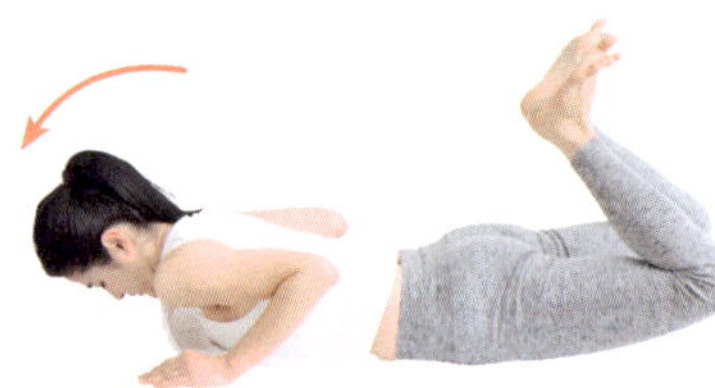

¡No lo hagas!

No desplaces el centro de gravedad

Si desplazas el centro de gravedad hacia delante, la espalda se arquea y las piernas se elevan sin que trabajes los glúteos.

Comprobación del desequilibrio muscular

¿Cómo se hace?

Siéntate con las rodillas flexionadas de forma que las plantas de los pies se toquen. Coloca las manos debajo de los tobillos y haz fuerza contra ellas con las piernas. Si la presión que sientes en cada mano es diferente, eso quiere decir que los músculos y la articulación coxofemoral de un lado son más rígidos que los del otro.

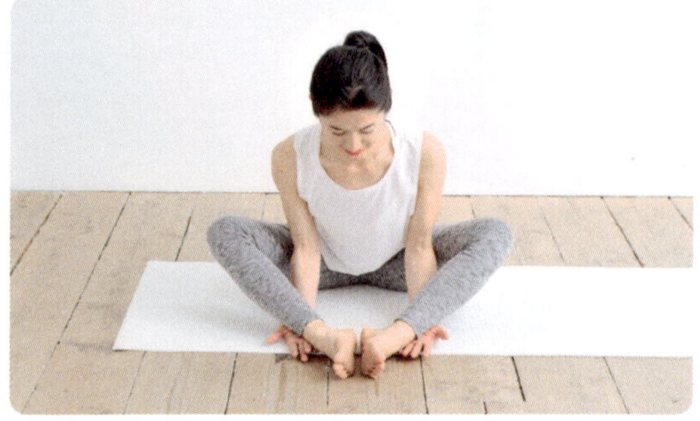

También puedes comprobarlo así

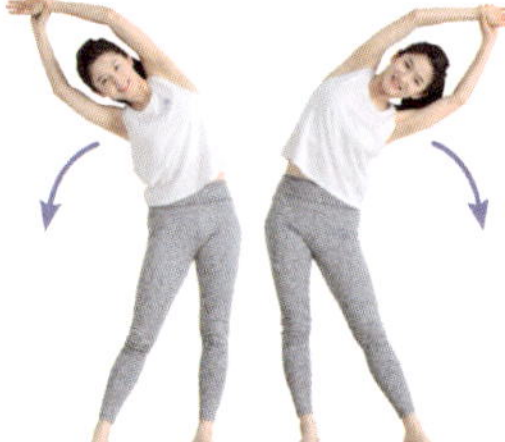

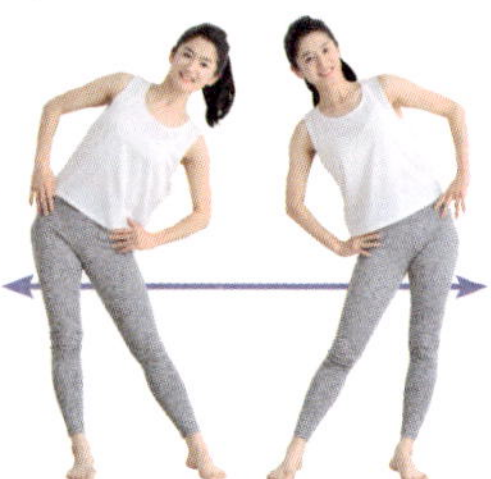

Inclinación lateral del torso

Colócate de pie con la espalda apoyada en la pared y las piernas separadas y a una distancia de un paso de la pared. Levanta los brazos por encima de la cabeza y tira de la muñeca izquierda con la mano derecha para inclinar el cuerpo hacia el lado derecho. Cambia de mano y repite el proceso hacia el lado contrario. Fíjate en si sientes alguna diferencia al estirarte hacia un lado concreto.

Balanceo de caderas

Colócate de pie con la espalda apoyada en la pared y con las piernas separadas al ancho de los hombros. Con los brazos en jarra y la cabeza apoyada en la pared, balancea de un lado a otro la cadera sin que esta se separe de la pared. Así puedes comprobar si hay diferencia en la movilidad de la cadera.

Comprobación de las distorsiones

¿Cómo se hace?

Comprueba tu postura tanto de frente como de lado mirándote en el espejo o haciéndote una foto. Si marcas menos de cuatro puntos de los que se mencionan a continuación, ¡tus glúteos se están debilitando!

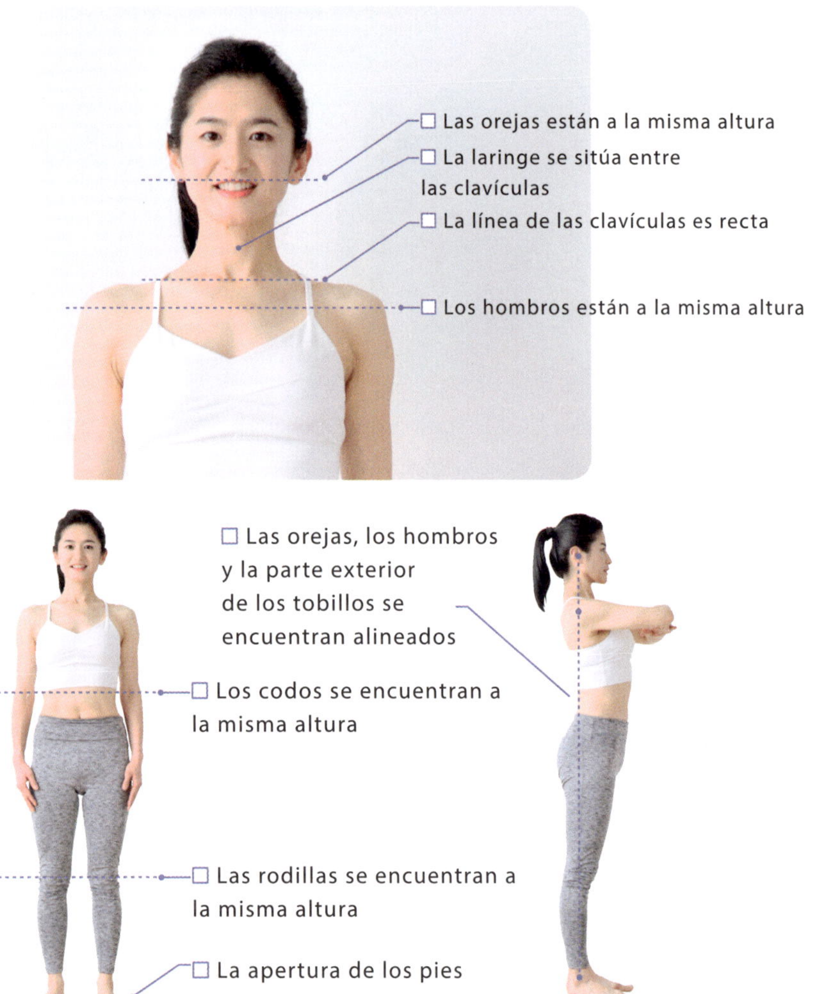

Comprobación de la inclinación del cuerpo

¿Cómo se hace?

Marca las casillas que se apliquen en tu caso. Si señalas tres o más, seguramente sufras de desviaciones en varias zonas del cuerpo a causa de la debilidad de los glúteos.

- ☐ Sujeto el bolso con ambas manos.
- ☐ Mastico la comida siempre por el mismo lado.
- ☐ Al sentarme, quiero apoyar la cabeza en una mano.
- ☐ Cruzo las piernas hacia el mismo lado.
- ☐ Practico deportes con cambios bruscos de dirección como el tenis o el golf.
- ☐ Los zapatos se desgastan desigualmente.
- ☐ Se desgasta solo la parte exterior del zapato.
- ☐ Hay una diferencia notable de tamaño y firmeza entre el glúteo derecho y el izquierdo.
- ☐ Tengo una agudeza visual diferente en cada ojo.
- ☐ Tengo los hombros rígidos o dolor de espalda en ambos lados.
- ☐ Si llevo falda, esta se retuerce y arruga con facilidad.
- ☐ Suelo dormir de lado o bocabajo.
- ☐ Me siento incómoda cuando tengo que adoptar una postura recta para una foto formal.

¿Sientes tu cuerpo así?

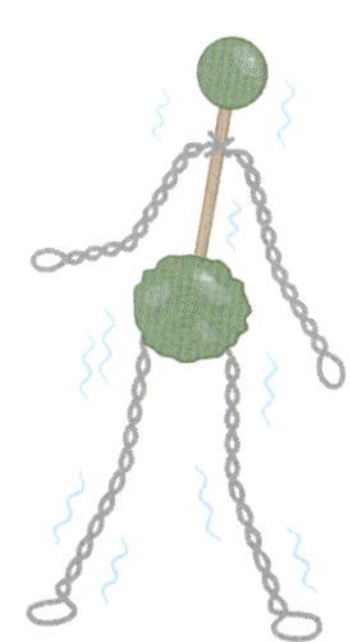

Reconoce los beneficios de pesar de más para perder peso fácilmente

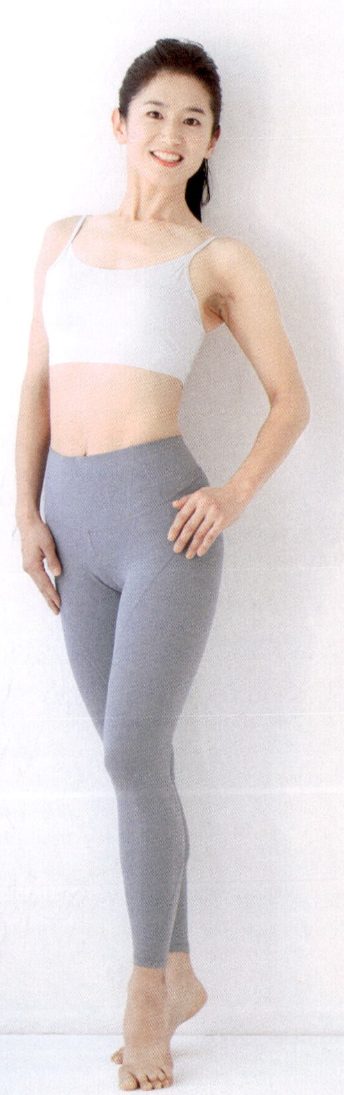

Puede que seas de esas personas que, cuando hacen dieta, comen un poco de más, especialmente si atraviesan un periodo de mucho estrés, o que, aun queriendo perder peso, sigas posponiéndolo.

Y no es que tu voluntad por adelgazar sea insuficiente, sino que, en lo más profundo de tu consciencia, hay un deseo del que no te has percatado por seguir con esos kilos de más.

¿Crees que eso no es posible? En realidad, tener unos kilos de más tiene sus ventajas. No tienes que preocuparte por verte bien, puedes vivir relajadamente y sin tensiones, y, si pierdes peso, no tienes que esforzarte por no ganarlo de nuevo.

Si en tu fuero interno te sientes así, tu cerebro organizará sus funciones para mantener el *statu quo* y hacer que la dieta te resulte estresante.

El primer paso es darse cuenta de los beneficios que tienen esos kilos de más y, luego, compararlos con los que de ser la persona que quieres ser. Si convences a tu cerebro de que los beneficios de ese «yo ideal» que quieres alcanzar son mayores, el estrés que sientes al hacer dieta disminuirá drásticamente y perderás peso con más facilidad.

Ejercicios básicos para trabajar los glúteos

¡A por los músculos pélvicos e internos!

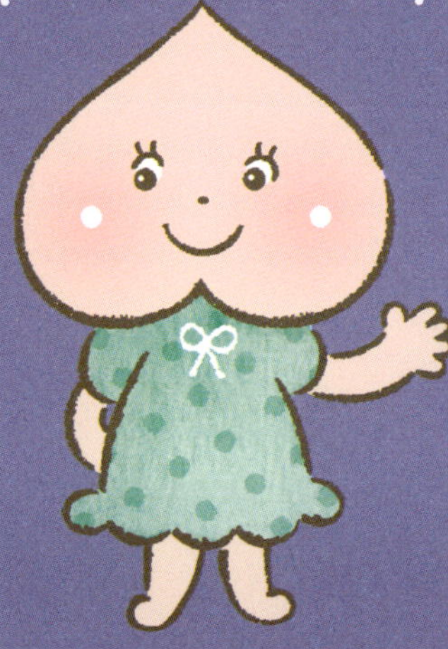

Alinea la pelvis y pierde peso en un abrir y cerrar de ojos

La pelvis, situada en la parte posterior de la cadera, es una parte muy importante para esculpir nuestra figura. Si la pelvis se mueve o se desplaza, será más difícil conseguir una silueta más definida y femenina.

Con estos ejercicios de estiramiento para glúteos que he creado puedes corregir la posición de la pelvis realizando movimientos conscientes con la cadera.

Gracias a ellos, experimentarás los siguientes cambios:

1 | **Activación de los músculos internos de la cadera**

2 | **Corrección de la desviación pélvica**

3 | **Aumento de la amplitud de movimiento de las articulaciones coxofemoral y sacroilíaca**

4 | **Fortalecimiento del suelo pélvico**

Con mi método, trabajarás toda la pelvis, no solo los glúteos, lo que te permitirá conseguir un vientre plano y unas piernas firmes en muy poco tiempo.

Para ello, solo necesitas cuatro tipos de estiramientos de glúteos. Empezarás a notar los resultados en una o dos semanas, aunque estos dependerán del grado de las distorsiones y la rigidez de cada persona.

La pelvis se distorsiona con facilidad cuando está en la misma posición durante mucho tiempo. Si realizas los ejercicios de este libro nada más levantarte o por la noche, después de trabajar todo el día, mantendrás la distorsión a raya. La pelvis recuperará su posición original y los músculos seguirán funcionando como deben, con lo que lograrás una figura esbelta.

estos 4 cambios

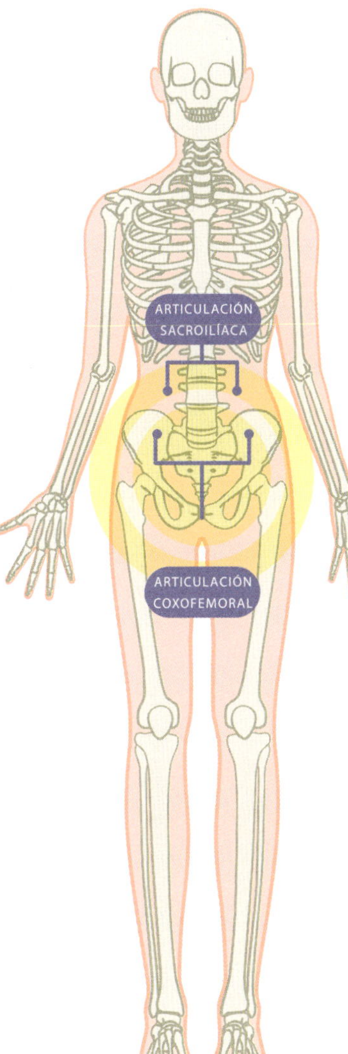

La pelvis está constituida por diferentes huesos que conectan la parte superior e inferior el cuerpo, además de dar soporte a la zona de los glúteos

1 | Activación de los músculos internos de la cadera

El psoas y el ilíaco, situados en la parte posterior de la pelvis, comienzan a trabajar. Además de estabilizar la pelvis, también se estimulan los músculos externos, como el glúteo mayor y glúteo medio, desde dentro.

2 | Corrección de la desviación pélvica

Se corrigen varios tipos de distorsiones, como la desviación a izquierda o derecha al vernos de frente, la anteversión (por encorvarnos) o la retroversión (por la rotación de cadera).

3 | Aumento de la amplitud de movimiento de las articulaciones coxofemoral y sacroilíaca

La pelvis se caracteriza por ser muy difícil de mover. Al aumentar la amplitud de movimiento de las articulaciones coxofemoral y sacroilíaca, los músculos que rodean la pelvis se relajan.

4 | Fortalecimiento del suelo pélvico

Cuando relajamos los músculos de la pelvis y los ponemos en funcionamiento, es más fácil fortalecer el suelo pélvico. Además, el suelo pélvico ganará más firmeza con los ejercicios de fortalecimiento.

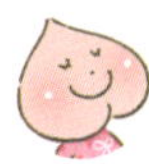

Consejos para que
los estiramientos funcionen

Para obtener los mejores resultados, debes ser
consciente de la zona que estás ejercitando.
Además, es importante que prestes
atención a la respiración.

1

Sé consciente de qué zona quieres trabajar y mantente erguida

Los estiramientos para glúteos son una forma de trabajo corporal en la que usamos nuestro propio peso y generamos una fuerza de tensión en dos direcciones opuestas que sustituye a las manos del terapeuta. En este libro la zona que se trabaja aparece marcada en amarillo y la flecha en verde indica la dirección hacia la que debes estirar. Ten esto siempre durante los ejercicios.

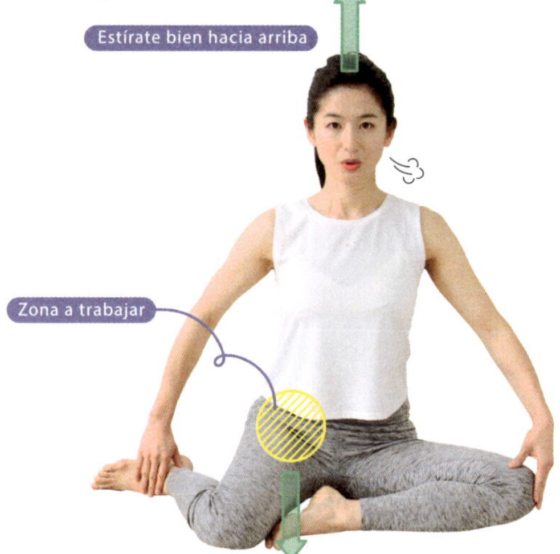

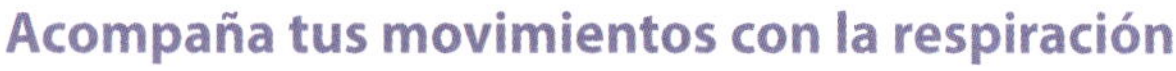

2

Acompaña tus movimientos con la respiración

La técnica respiratoria básica que debes seguir durante los ejercicios consiste en inhalar durante cuatro segundos y exhalar durante ocho. Cuanto más exhales, más fácil te resultará relajar las articulaciones y estirar los músculos. Es habitual contener la respiración inconscientemente cuando se siente dolor, pero, si estiras al exhalar, el efecto de relajación aumentará.

No te muevas demasiado

Cuando intentas estabilizar el cuerpo, te sirves de los músculos internos, pero, si haces movimientos demasiado amplios, activarás los músculos externos en su lugar. Necesitas mover el cuerpo para relajar las articulaciones y músculos, pero hazlo con pequeños movimientos.

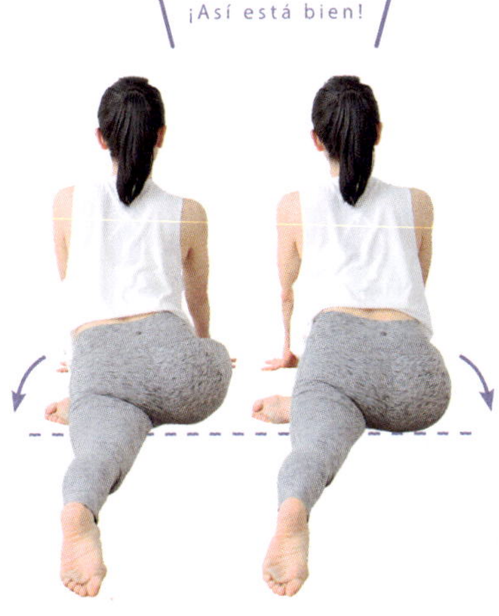

3

Trabaja el lado que más te cueste

Si sufres distorsiones corporales, puede que te resulte más difícil hacer un ejercicio con un lado que con el otro. Realiza el mismo número de repeticiones con ambos lados y, luego, añade algunas repeticiones extra para trabajar el lado que te resulte más difícil. Cuanto más lo estires, más corregirás la distorsión.

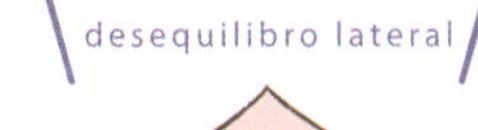

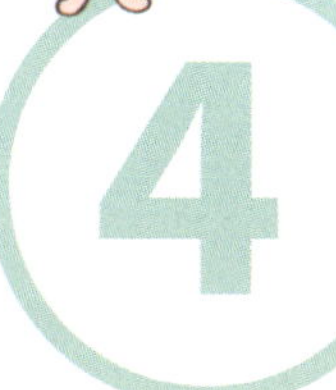

4

Visualiza el ejercicio

En mis clases presenciales, pido a mis alumnas que, por ejemplo, imaginen que les pesan más las caderas o que se levantan sobre ellas. También he incluido esas «visualizaciones» en este libro porque, al tener una imagen de referencia, se duplica el estímulo en la zona que se trabaja. ¡Espero que te sirvan!

5

Técnica de respiración

Para aprender a respirar correctamente durante los ejercicios para glúteos, te voy a enseñar a concentrarte para respirar sin mover el cuerpo.

Lo primero que debes hacer es apoyar la espalda contra la pared, separar los pies a un paso de distancia y respirar. Al permanecer el cuerpo inmóvil, son los músculos internos los que trabajan.

Tras unas cuantas respiraciones, sentirás el cuerpo ligeramente cansado, lo que demuestra que los músculos internos han estado trabajando. Durante los ejercicios debes ser consciente de que tu respiración sea siempre así de profunda.

1

Inspira durante cuatro segundos

Apoya la espalda contra la pared, separa los pies a un paso de distancia de la pared e inhala lentamente durante cuatro segundos, imaginando que te estiran hacia arriba desde la cabeza.

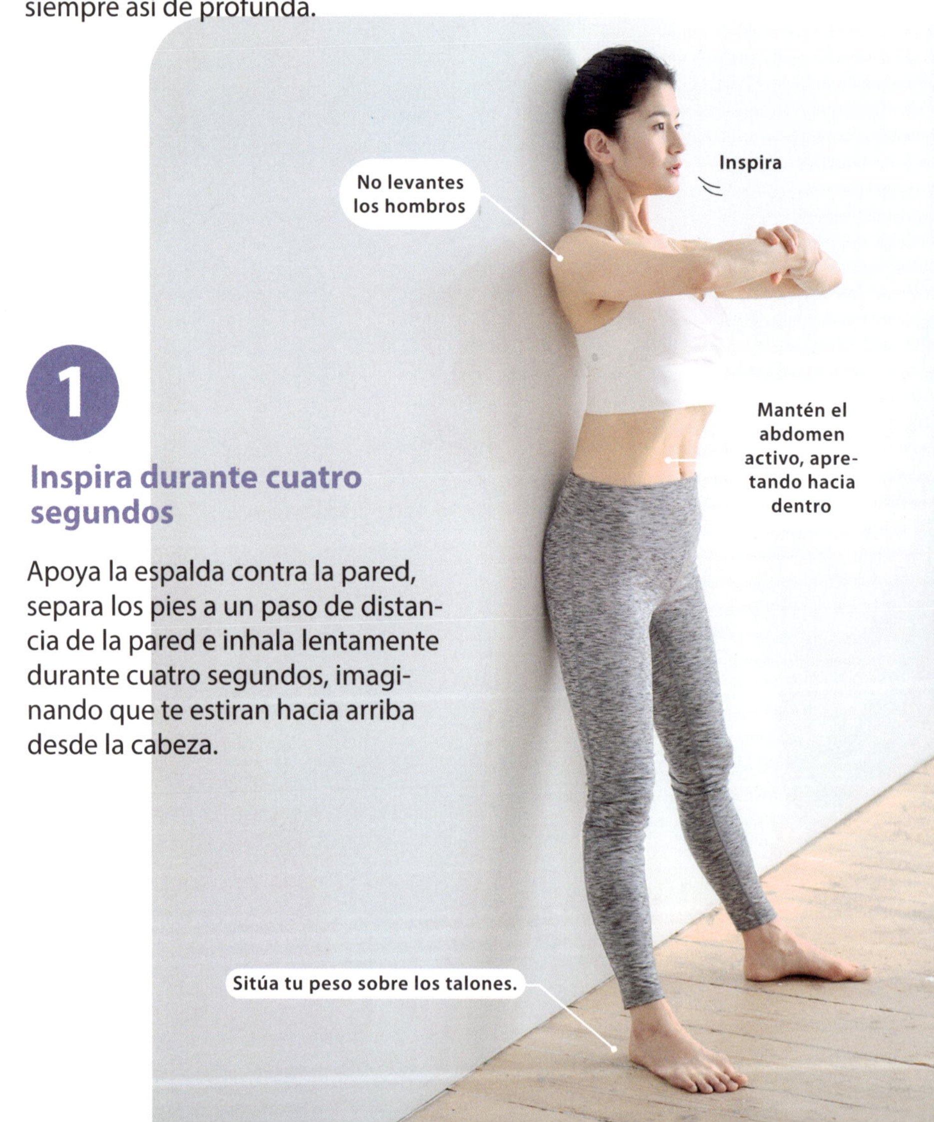

¡No lo hagas!

No bajes la cabeza

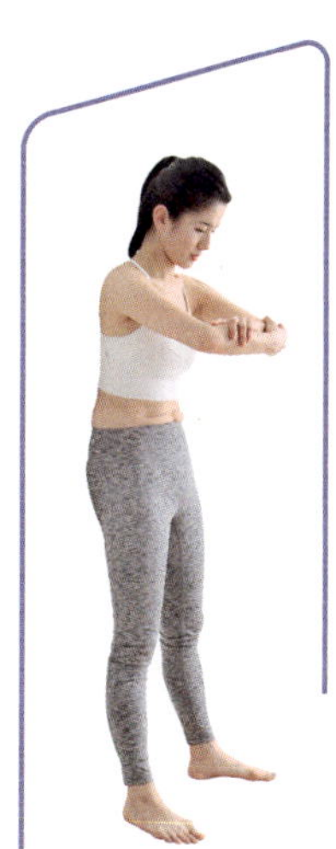

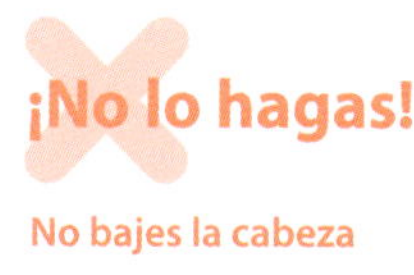

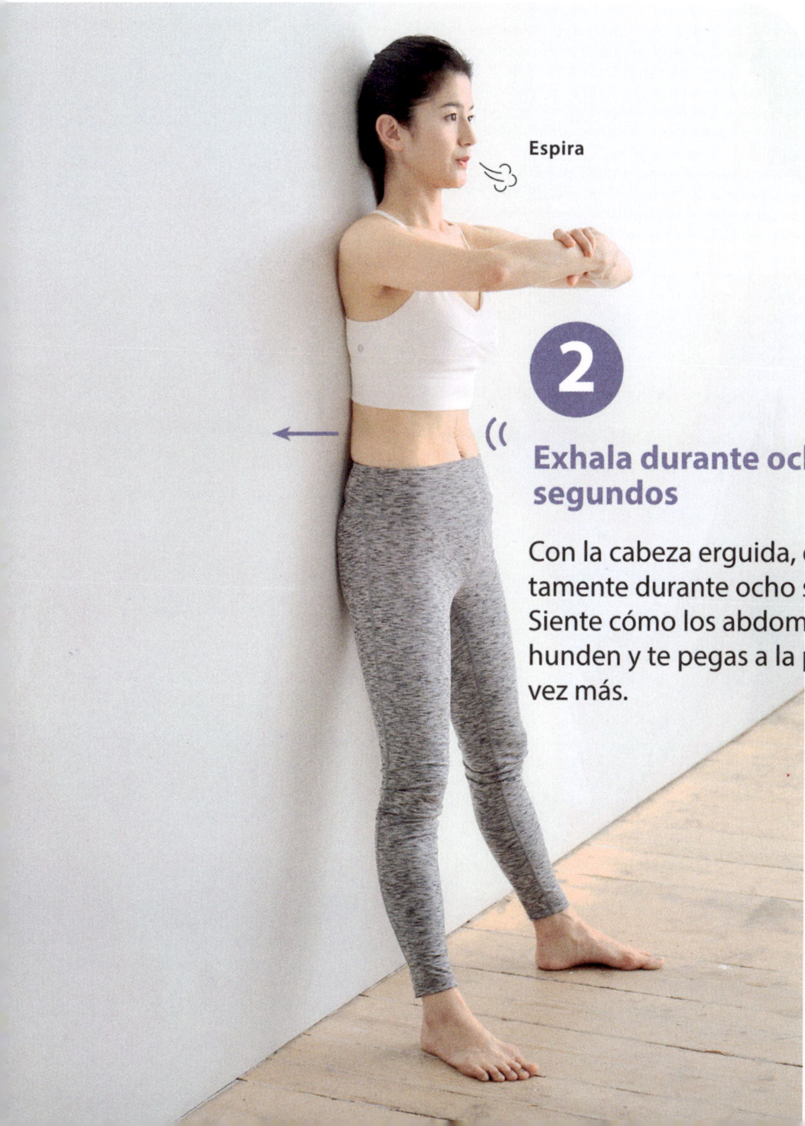

2

Exhala durante ocho segundos

Con la cabeza erguida, exhala lentamente durante ocho segundos. Siente cómo los abdominales se hunden y te pegas a la pared cada vez más.

A

Siéntate de lado y estira los glúteos

Despierta los músculos internos de la pelvis

Este ejercicio estimula el músculo iliopsoas, en la zona de la pelvis. El truco consiste en tirar de la cadera hacia abajo con los músculos de esa articulación y los glúteos. Estos dos músculos están conectados con el fémur, por lo que, al realizarlo, notarás cómo el fémur se inserta en la articulación de la cadera. La energía que contrarresta la que generas para mantener pegada la cadera al suelo es la tensión que se produce cuando estiras la cabeza hacia arriba, lo que evita que la pelvis bascule hacia delante o hacia detrás (esto ayuda a mantenerte en la postura correcta). Esta también es una buena forma de relajar la articulación coxofemoral.

1

Siéntate de lado

Siéntate de forma que ambas rodillas miren hacia la izquierda, asegurándote de que la pierna derecha no queda bajo la izquierda. Acerca la planta del pie derecho al muslo izquierdo.

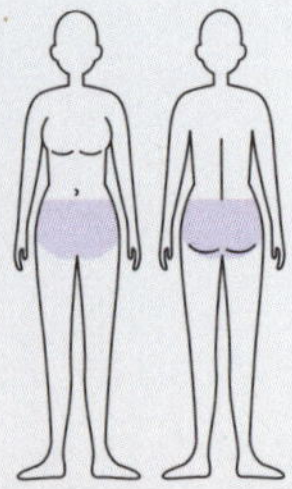

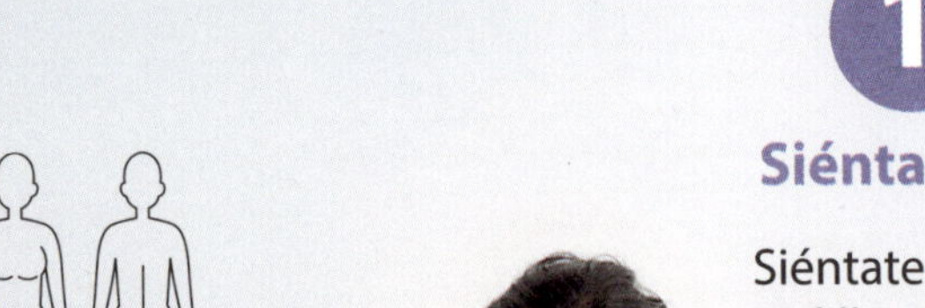

¡Lo notarás aquí!
Músculos internos de la pelvis y articulación coxofemoral

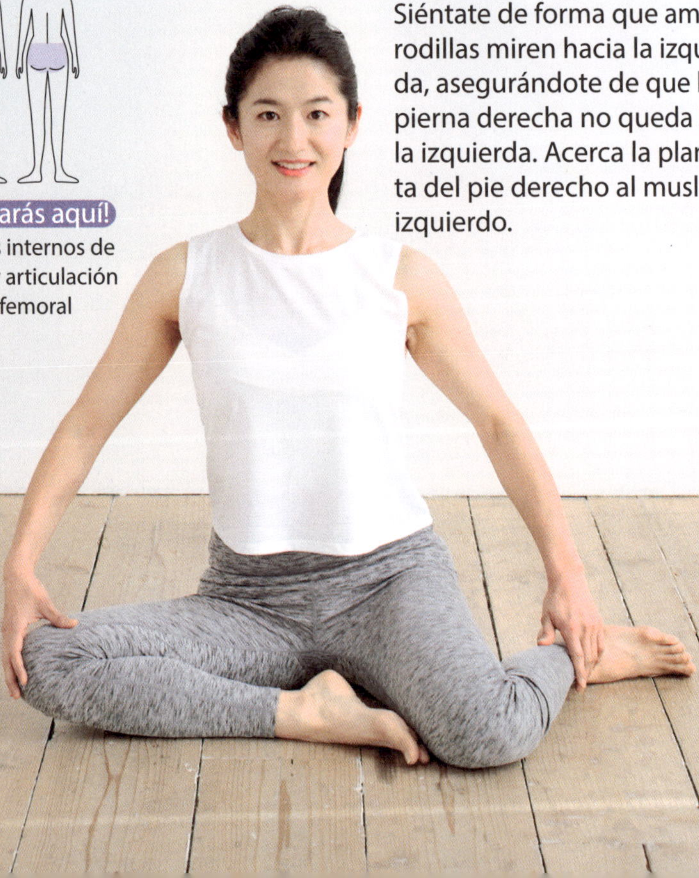

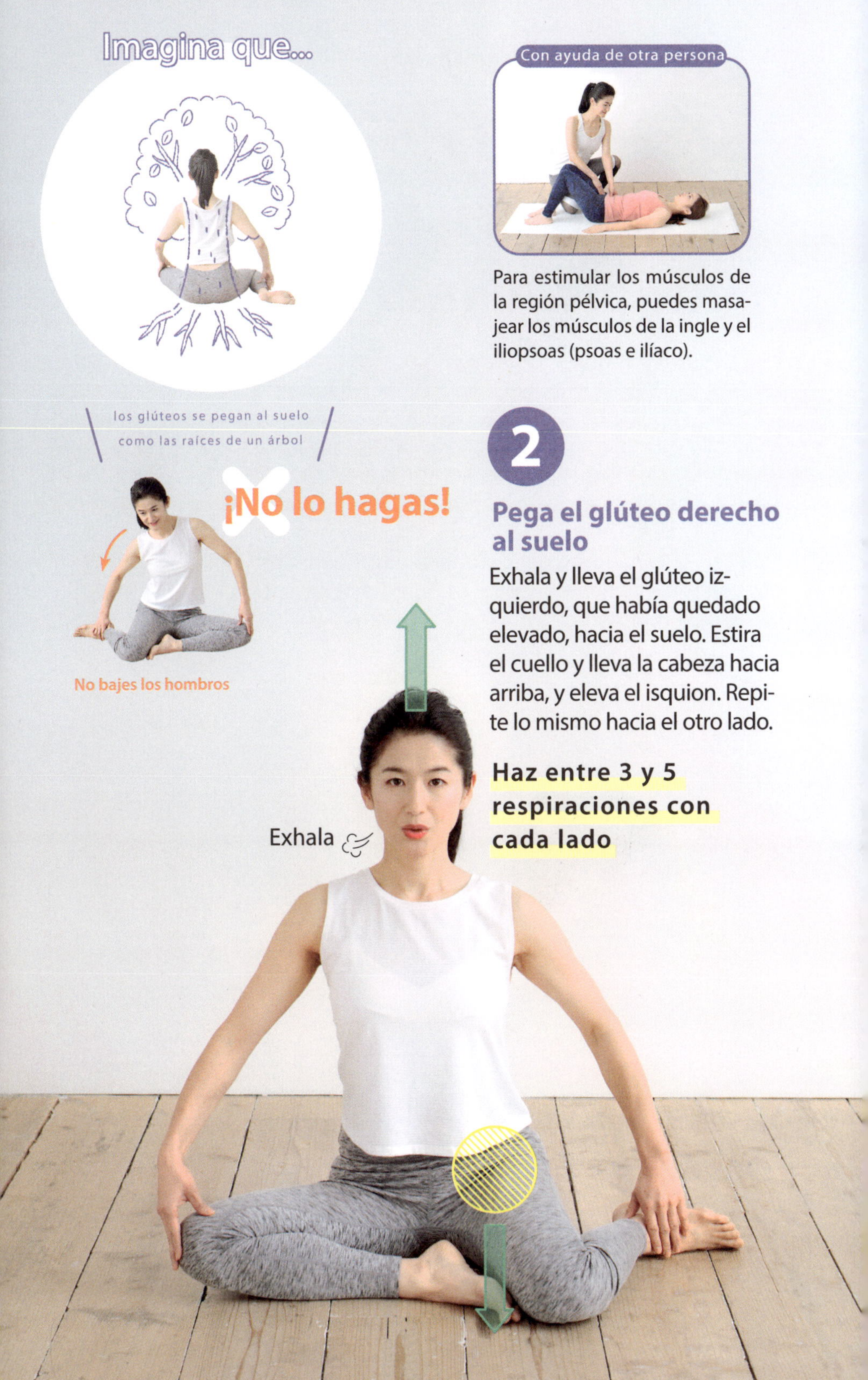

Imagina que...

Para estimular los músculos de
la región pélvica, puedes masa-
jear los músculos de la ingle y el
iliopsoas (psoas e ilíaco).

2

Pega el glúteo derecho al suelo

Exhala y lleva el glúteo izquierdo, que había quedado
elevado, hacia el suelo. Estira
el cuello y lleva la cabeza hacia
arriba, y eleva el isquion. Repite lo mismo hacia el otro lado.

**Haz entre 3 y 5
respiraciones con
cada lado**

B

Corrige la distorsión de la pelvis y la articulación sacroilíaca

Este ejercicio consiste en bascular la cadera para estimular la articulación sacroilíaca. Gracias a la fuerza de tensión que recorre desde la cadera a la cabeza, relajarás y corregirás cualquier distorsión de la parte anterior y posterior de la pelvis. Si visualizas que tienes que «sacar culo», te resultará más fácil mantener la cadera basculada. Abrir las rodillas hacia fuera también aumenta la amplitud de movimiento de la articulación coxofemoral. El músculo multífido, situado cerca de la articulación sacroilíaca, se caracteriza por ser muy rígido. Puedes estimularlo haciendo pequeños movimientos con las caderas hacia delante, hacia atrás y a los lados, para calentarlo.

1

Colócate a cuatro patas

Apoya las manos y rodillas en el suelo y abre las rodillas, de manera que miren hacia fuera. Las manos deben quedar por delante de la cabeza y los dedos de los pies, apoyados en el suelo. Rota la cadera hacia delante y hacia atrás sin encorvar la espalda.

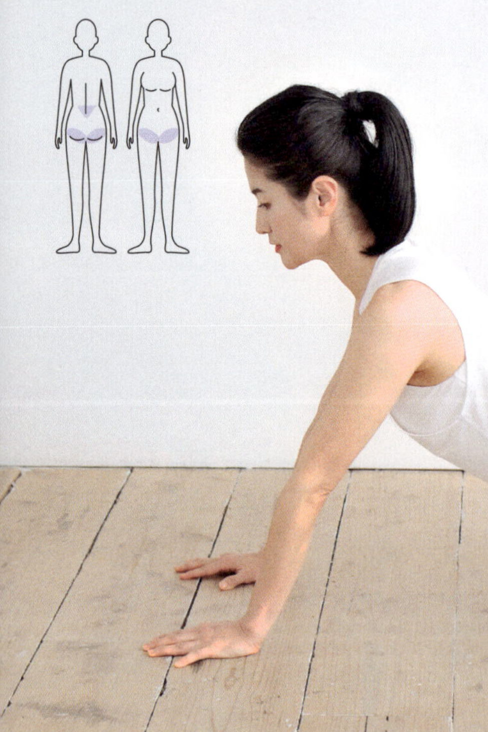

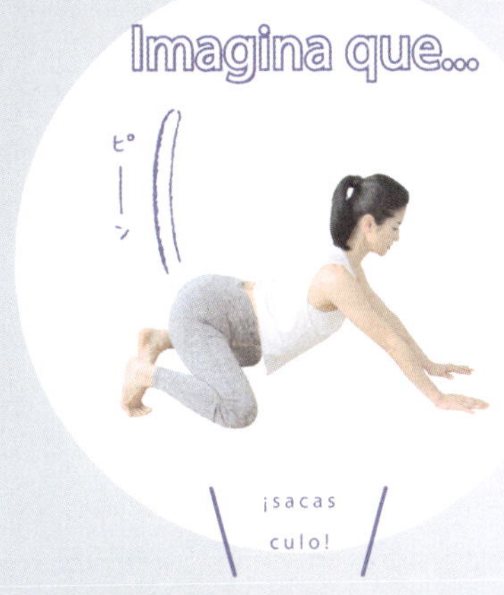

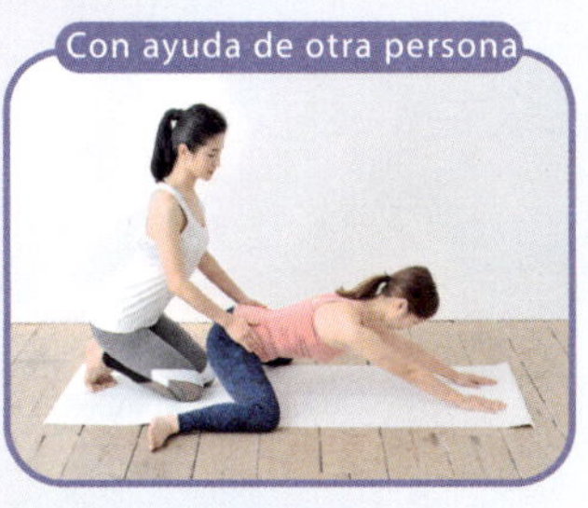

Con las piernas abiertas, se empuja la cadera hacia abajo durante la rotación de la cadera.

¡No lo hagas!

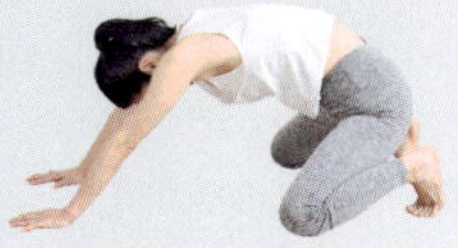

No arquees la espalda.

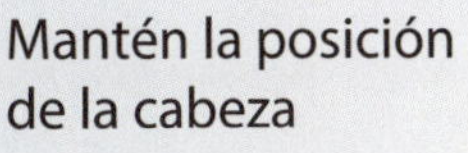

Mantén la posición de la cabeza

Exhala

2

Lleva los glúteos a los talones

Exhala cuando lleves la cadera hacia los talones. Mantén la cabeza en posición y disfruta de la sensación de estirar el cuerpo, desde los glúteos a la cabeza. Continúa balanceando la cadera hacia delante, hacia detrás y a los lados con pequeños movimientos.

Haz entre 3 y 5 respiraciones

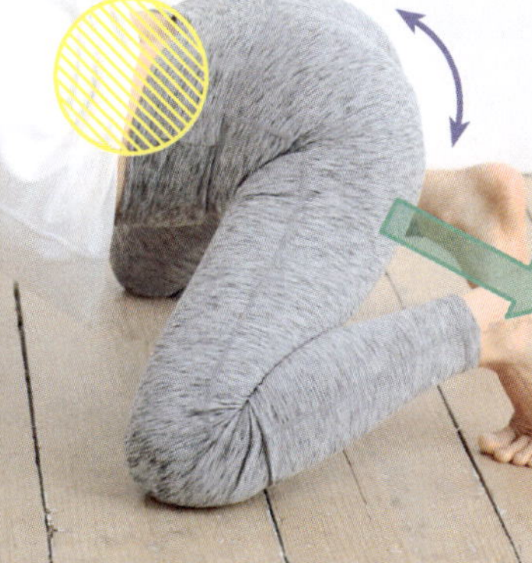

Corrige la desviación de cadera y relaja la articulación coxofemoral

Tal y como se ve en la segunda imagen, la pierna derecha se estira en la zona de la ingle y el glúteo izquierdo se contrae. En caso de que sufras de rigidez en la articulación coxofemoral, balancea la cadera para aliviar el dolor cuando la separes del suelo. Si puedes, intenta separar el talón del pie que está delante del cuerpo. Aunque sea solo un centímetro, supondrá un aumento de la carga. Si tu pelvis presenta una forma más trapezoidal, el talón de la pierna extendida hacia detrás tiende a rotar hacia dentro, lo que hace que el meñique no toque el suelo. Extiende la pierna para que quede justo detrás de ti y haz que el dedo meñique toque el suelo para que el fémur se inserte bien en la articulación coxofemoral.

1

Colócate de rodillas y apoya las manos en el suelo

Empieza por sentarte de rodillas y luego, inclina el cuerpo hacia delante, colocando las manos ligeramente por delante de la cabeza.

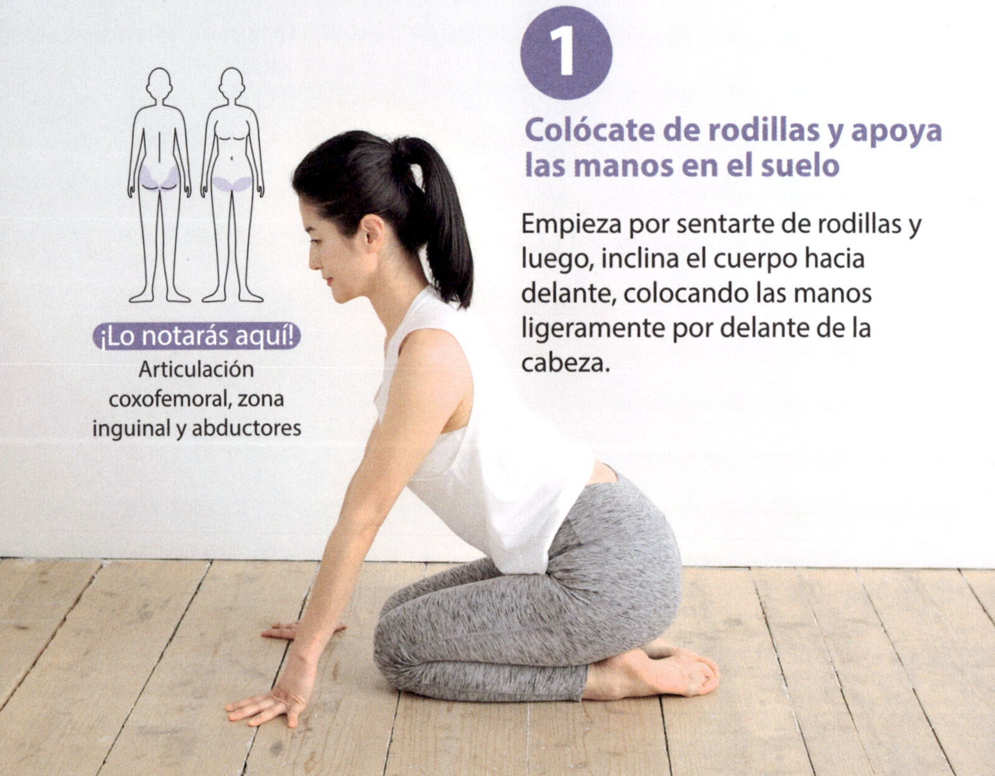

¡Lo notarás aquí!
Articulación coxofemoral, zona inguinal y abductores

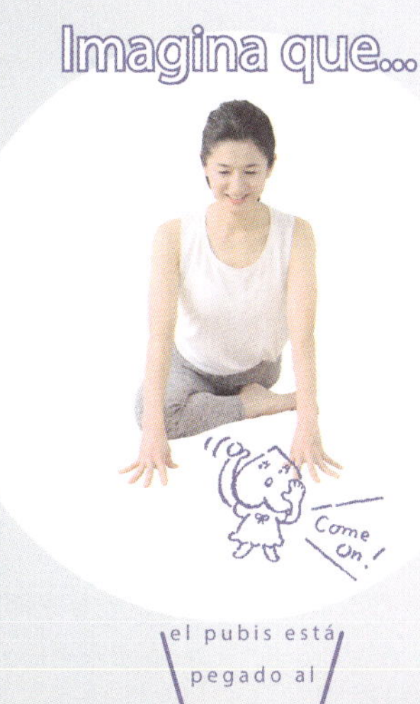

el pubis está
pegado al
suelo

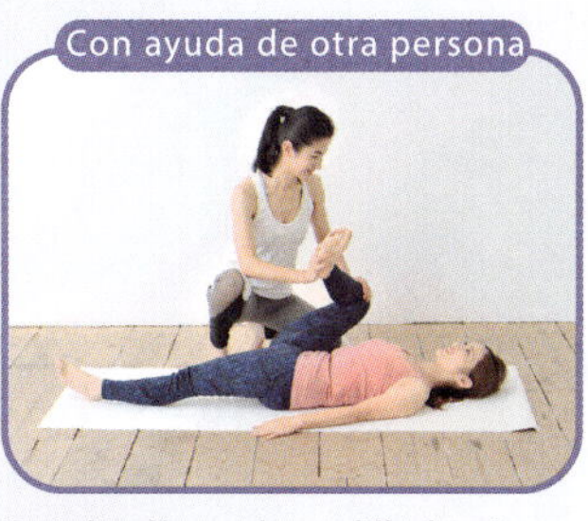

Puedes llevar la rodilla hacia un lado y, en esa postura, se empuja y rota la rodilla para mover la articulación coxofemoral.

2

Estira la pierna derecha hacia atrás

Abre la pierna izquierda hacia ese mismo lado y lleva la pierna derecha hacia atrás. Exhala y baja la cadera, evitando que deje de estar paralela al suelo. Balancea la cadera suavemente de un lado al otro. Repite todo el proceso con la otra pierna.

Haz entre 3 y 5 respiraciones con cada lado

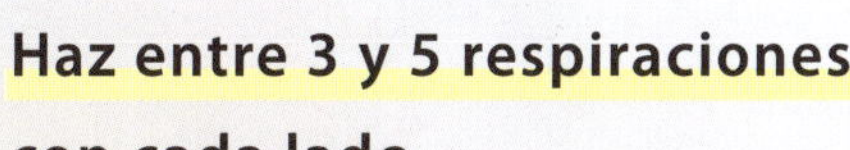

Exhala

Levanta y lleva la cadera al suelo con movimientos suaves

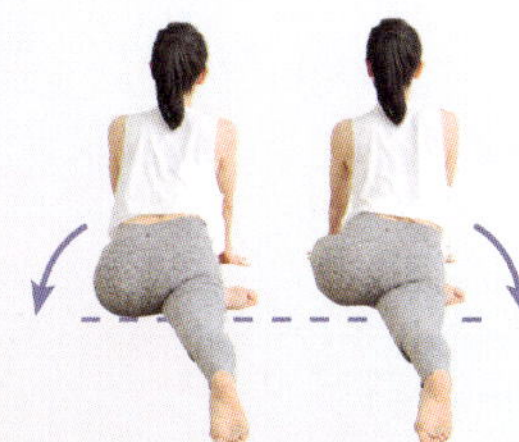

Apoya todos los dedos en el suelo, sin olvidarte del meñique

Fortalece la pelvis

De la misma forma en la que estiras los extremos de las cuerdas de un zumbador hacia los lados para hacer girar la pieza del centro, con este ejercicio estiras el cuerpo hacia arriba y hacia abajo y lo rotas para estabilizar la pelvis. Apoyando las manos y las rodillas en el suelo para usarlas como puntos de apoyo, gira y estira toda la parte posterior del cuerpo, desde las piernas hasta el cuello. Al doblarte y respirar, los músculos que rodean la pelvis, el psoas y el ilíaco, se extienden, llevados por el diafragma. De esta forma, fortaleces la pelvis y acentúas la cintura.

1

Desliza las rodillas y eleva la cadera

Sentada con las rodillas flexionadas, deslízalas de forma que ambas queden mirando hacia la derecha y apoya las manos por detrás de la espalda. A continuación, desplaza el lado derecho de la cadera hacia el centro del cuerpo y eleva el lado izquierdo.

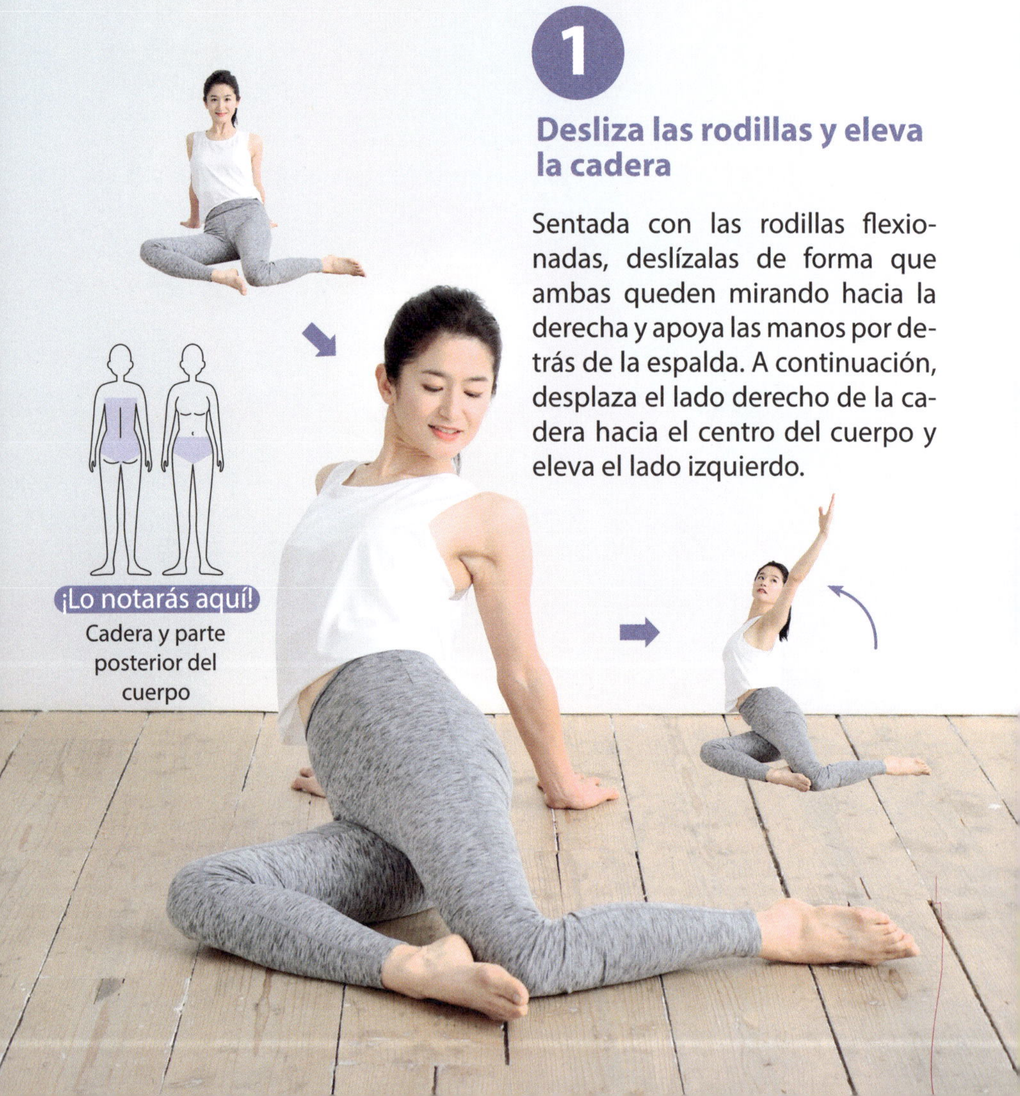

¡Lo notarás aquí!

Cadera y parte posterior del cuerpo

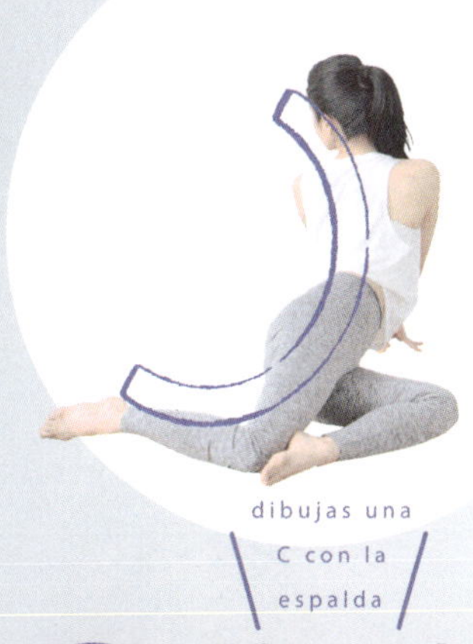

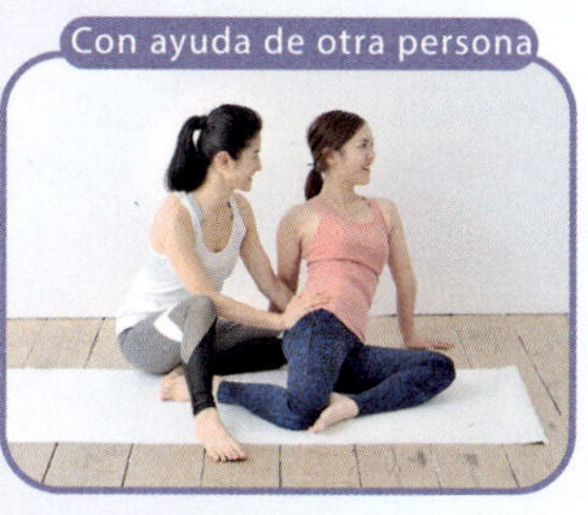

Sentada y de lado, se sujeta la cadera y se realizan movimientos de rotación.

2 · Coloca ambas manos detrás de la espalda y gira el cuerpo

Libera la mano izquierda y, pasándola por encima del cuerpo, colócala junto a la mano derecha. Con las manos y rodillas en el suelo para generar tensión, exhala y mantén la postura, sintiendo como la zona de la cadera se comprime con fuerza. Repite lo mismo con el otro lado.

Haz de 3 a 5 respiraciones en cada lado.

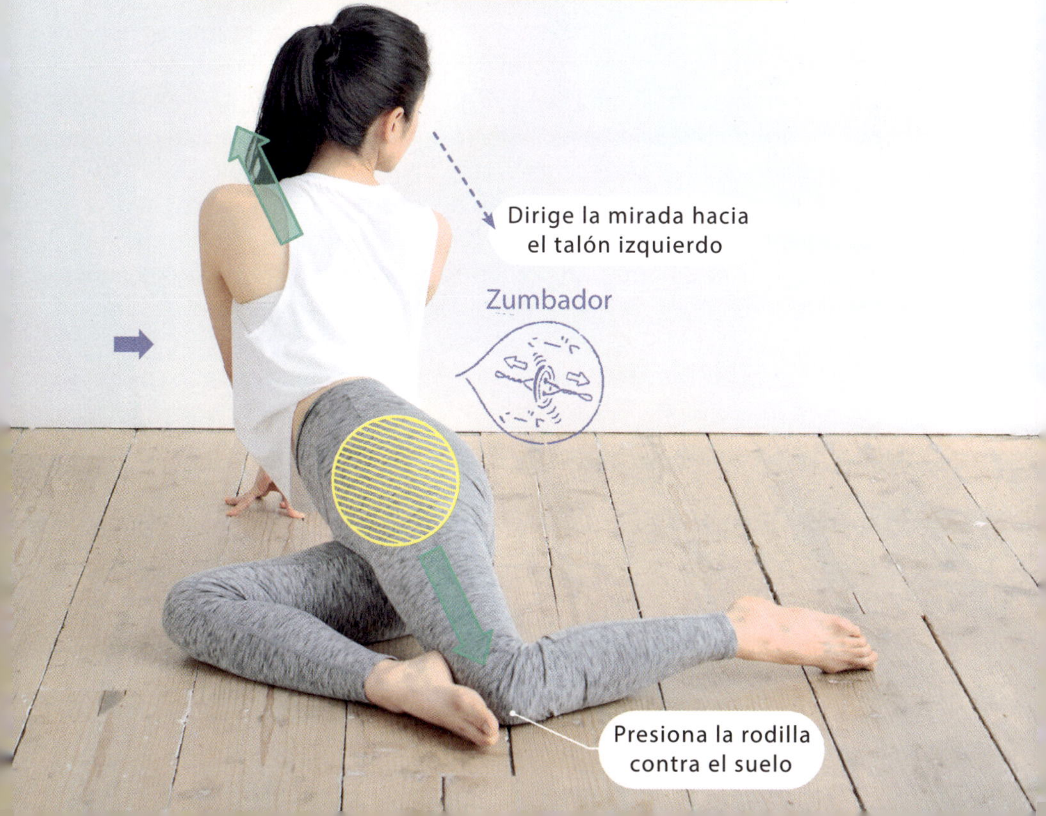

Unos glúteos fuertes dan movilidad a los músculos y articulaciones

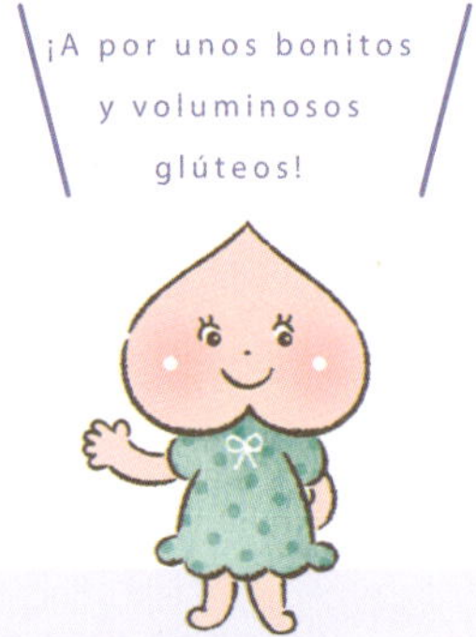

En esta sección voy a explicarte con un poco más de detalle por qué, si descuidas los glúteos, tu vientre y tus piernas pueden engordar.

En primer lugar, empecemos con las causas de un vientre voluminoso. Cuando los glúteos no funcionan correctamente, la articulación coxofemoral y la ingle se agarrotan. Si la ingle está tensa y contraída, el vientre se afloja y relaja. Si tu vientre está inactivo, no conseguirás estimularlo adecuadamente por muchos abdominales que hagas. Aunque te esfuerces en reducir el volumen y la grasa del abdomen, si te saltas el entrenamiento de fuerza, la grasa vuelve a aparecer de inmediato.

Por otro lado, si los glúteos están inactivos y las piernas se ven voluminosas, se debe a un uso incorrecto de los músculos. En este caso, el centro de gravedad tiende a situarse hacia delante, lo que aumenta la carga sobre la cara delantera de los muslos. Además, las personas con glúteos inactivos tienden a balancear la cadera hacia los lados al caminar o correr y, para estabilizarla, desarrollan la cara externa de los muslos. Las partes delantera y externa de los muslos suelen tensarse con facilidad, mientras que las caras interna y posterior tienden a acumular grasa, con lo que se consigue justo lo contrario a unas piernas firmes y bonitas. Al estimular y activar los glúteos, utilizarás correctamente los músculos de las partes posterior e interna de los muslos.

No obstante, si no activas los glúteos, tu vientre y piernas seguirán en baja forma y correrás el riesgo de recuperar los kilos que pierdas. Lo primero que debes hacer es trabajar los glúteos.

Para unos glúteos bonitos, necesitas cumplir tres requisitos. El primero de ellos es que los músculos externos, como el glúteo mayor y el abductor, y los internos, como el psoas y el ilíaco, funcionen correctamente. El segundo es que las articulaciones conectadas a la cadera, la coxofemoral y la sacroilíaca, se muevan con libertad. Y, por último, la zona de la pelvis debe estar firme y tonificada. Si se cumplen estas tres condiciones, conseguirás tu objetivo de unos glúteos firmes.

Cuando los glúteos son débiles, el tren inferior del cuerpo gana volumen porque los músculos están descompensados.

Al debilitarse los glúteos, el vientre engorda debido a la contracción de la ingle.

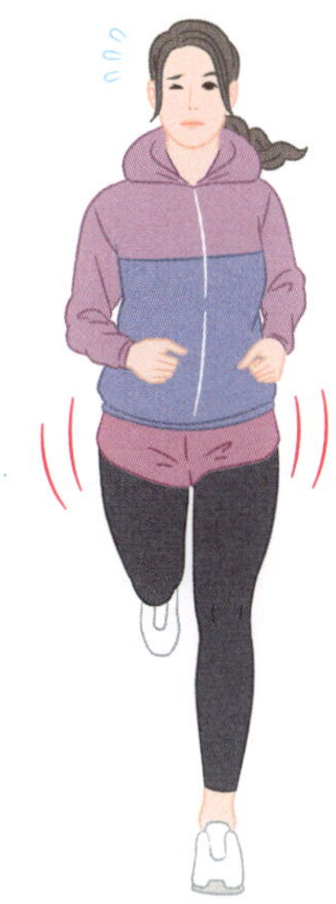

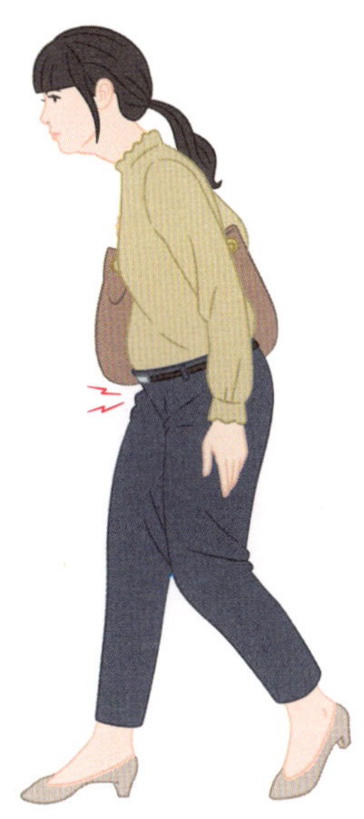

Si no se usan los glúteos, los músculos de la parte delantera y externa de las piernas se estiran para dar sujeción a la cadera. Como los músculos de la parte interna y posterior no se usan, acumulan grasa, lo que hace que los glúteos pierdan su forma y que los muslos se toquen. Como consecuencia, todo el tren inferior se ve más voluminoso.

Si los glúteos no trabajan, la amplitud de movimiento de la articulación coxofemoral se reduce y la zona inguinal se tensa. Esto hace que no se ejerza ninguna fuerza en el abdomen, los músculos se relajen y se acumule grasa localizada.

La clave es no moverse. Consigue mejores resultados con un punto de apoyo estable

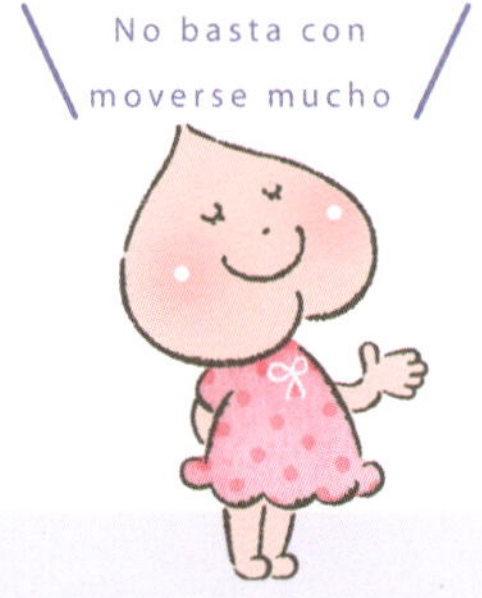

Los ejercicios para glúteos estimulan las articulaciones y los músculos situados alrededor de la cadera estirando y, de forma simultánea y contraria, ejerciendo presión. Para aumentar la eficacia de los estiramientos, es importante que hagas pequeños movimientos en vez de moverte mucho. Esto se debe a que, si los puntos de apoyo se mueven demasiado, el trabajo de los músculos que quieres mover (es decir, la actividad muscular) será menor.

Los músculos que trabajas con los ejercicios son aquellos que han estado inactivos. El cerebro trata de mover el cuerpo de la forma más racional posible y, por eso, utiliza los músculos que resultan más fáciles de movilizar, así que no te resultará fácil poner a trabajar aquellos que están inactivos. Si a eso le añadimos un punto de apoyo inestable, la actividad muscular del músculo objetivo se mantiene baja, lo que genera un movimiento compensatorio en un músculo diferente que sea más fácil de mover.

Puede que parezca más eficaz moverse de una forma más dinámica, pero no tiene sentido hacerlo a costa de la estabilidad corporal. Es mejor no realizar el ejercicio que hacerlo a base de movimientos compensatorios. Se obtienen mejores resultandos descansando, cambiando de posición y haciendo unas cuantas repeticiones en la posición correcta.

En mis clases, animo a las alumnas a que limiten sus movimientos diciéndoles que, sin dejar caer los hombros, imaginen que las caderas les pesan más, o que intenten levantar los brazos sin despegar los omóplatos del suelo. Muchas de las advertencias que encontrarás en este libro tienen como objetivo asegurar la estabilidad de los puntos de apoyo. Con un punto de apoyo estable, el movimiento te parecerá inapreciable, pero la carga de la zona que quieres trabajar será mucho mayor. Gracias a esto, podrás corregir y reajustar el cuerpo por tu cuenta.

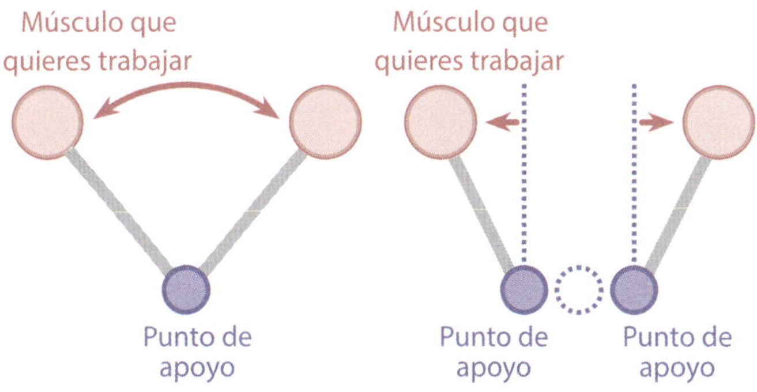

La actividad muscular disminuye si el punto de apoyo no es estable. La clave para estirar los músculos de los glúteos es mantener fijo el punto de apoyo. Si este se mueve junto con los músculos que quieres trabajar, se reduce la actividad de estos.

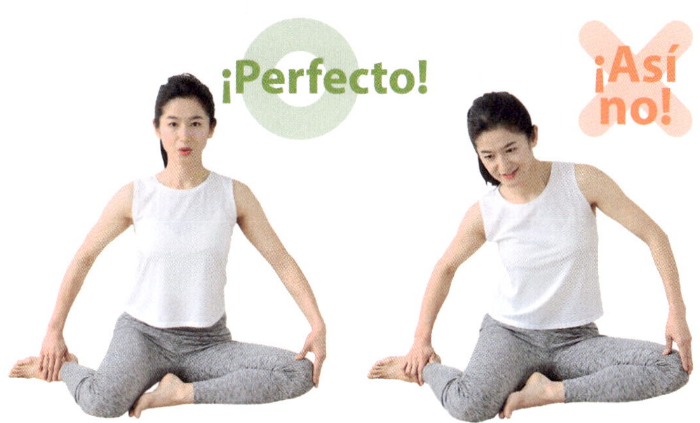

Cuanto más pequeños sean los movimientos, mejor.
Estas imágenes muestran un ejercicio en el que se estimulan los músculos de la pelvis intentando llevar al suelo la cadera que queda elevada. Si bajas los hombros durante este ejercicio, la estimulación pélvica se reduce drásticamente.

Al trabajar los glúteos, movilizas las articulaciones coxofemoral y sacroilíaca

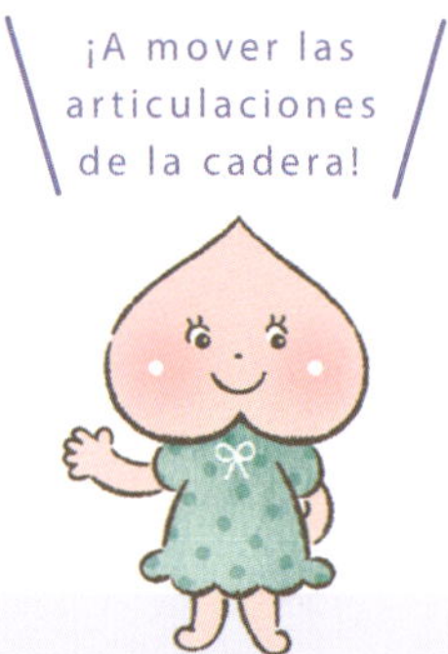

Una de las zonas que se estimulan mediante los ejercicios para glúteos es la pelvis, que es el punto de partida de la columna vertebral y donde se conectan los fémures. Si la pelvis sufre de alguna desviación o es demasiado laxa, el resto del cuerpo se verá afectado a través de la columna y las piernas.

La pelvis es la piedra angular del esqueleto. Al ser el punto de apoyo de todo el cuerpo, tiene una estructura que dificulta su movimiento, por lo que los ejercicios para glúteos de este libro buscan estimularla mediante el trabajo de las articulaciones sacroilíacas y coxofemoral.

Si imaginamos nuestro cuerpo como unas tijeras, la articulación de la cadera, la coxofemoral, se corresponde con el tornillo central. Si los tornillos están flojos, cortar con las tijeras resulta muy difícil y, si están oxidados, no se pueden abrir o cerrar a menos que se haga mucha fuerza. Para poder utilizar las tijeras (las extremidades) sin problema, los tornillos (las articulaciones) deben moverse con fluidez y estar bien ajustados.

La articulación coxofemoral se caracteriza por ser la articulación más grande de todo el cuerpo, y los músculos que la rodean también son de los de mayor tamaño de la anatomía humana. Cuanto mayor sea el rango de movimiento de esta articulación, más fácil será utilizar los músculos circundantes, y mayor será también la actividad muscular. Por el contrario, si la articulación coxofemoral está rígida e inmóvil, es más probable que otros músculos tengan que realizar movimientos compensatorios.

La articulación sacroilíaca conecta el sacro, un hueso de forma triangular situado en la parte inferior de la columna vertebral, con el ilion. Es una articulación muy difícil de mover, apenas puede desplazarse uno o dos milímetros, por lo que los músculos que rodean esta articulación tienden a responder a pequeños movimientos. Con los ejercicios de este libro, trabajarás la articulación sacroilíaca mediante pequeños movimientos hacia delante, atrás y los lados. Si la articulación se libera, la columna vertebral se reajusta y la grasa localizada en la espalda se reduce.

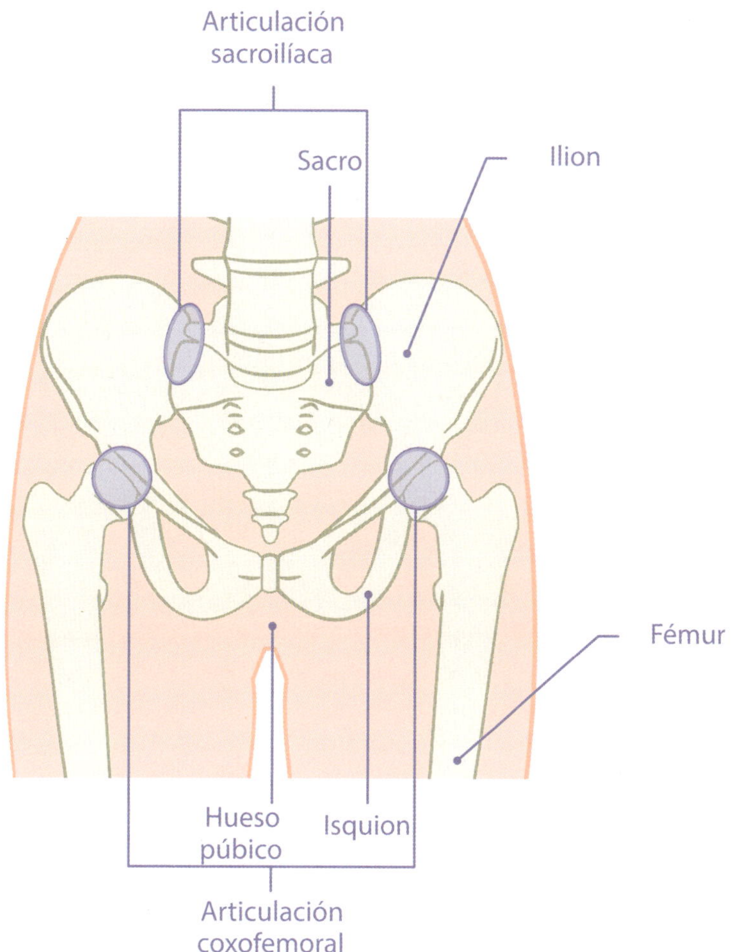

Movilizar las articulaciones coxofemoral y sacroilíaca
Es difícil mover o fortalecer la pelvis propiamente dicha, pero las articulaciones coxofemoral y sacroilíaca sí pueden activarse. A través del trabajo de estas dos articulaciones, se pueden ajustar las desviaciones y la apertura de la pelvis.

Estimular los músculos internos también beneficia a los músculos externos

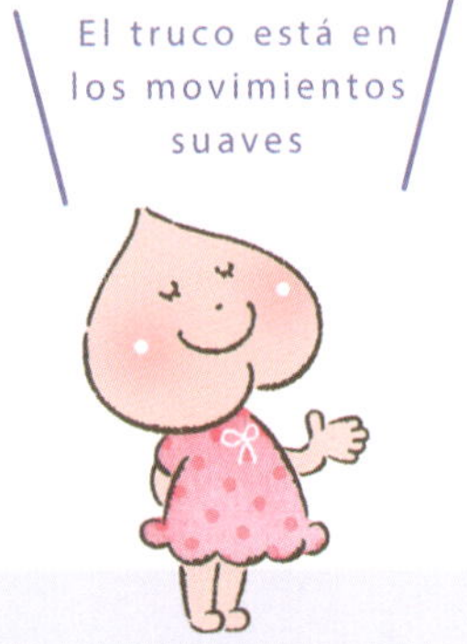

Los músculos a los que van dirigidos los ejercicios de este libro son los internos, como el psoas y el ilíaco. Al mover las articulaciones coxofemoral y sacroilíaca conseguimos nuestro objetivo de relajar los músculos unidos a ellas. La razón por la que nos debemos centrar en los músculos internos es que, al relajarlos, el efecto se extiende de forma uniforme a los músculos externos. Relajando los músculos internos, los externos se tonifican de forma natural sin que te des cuenta. Ambos tipos de músculos están estrechamente relacionados, por lo que, si activas los músculos internos, los externos también se fortalecen para mantener el equilibrio.

Los músculos internos se entrenan fácilmente con pequeños y suaves estímulos, mientras que los externos requieren movimientos más dinámicos y enérgicos. Si trabajas en exceso los músculos externos, el cerebro pensará que solo necesita usar esos y los internos no recibirán estímulo alguno, lo que hará que su rendimiento se reduzca.

Estimula los músculos internos que rodean la pelvis al trabajar los glúteos
El psoas, el ilíaco y el piriforme, situado detrás del trocante menor, son músculos cuya función es la de estabilizar los huesos. Si la carga es mayor de la que pueden soportar estos músculos, los músculos externos entran en acción. Además, los músculos internos también ofrecen soporte a los externos, por lo que fortalecerlos también repercute en un aumento de actividad muscular de los músculos externos.

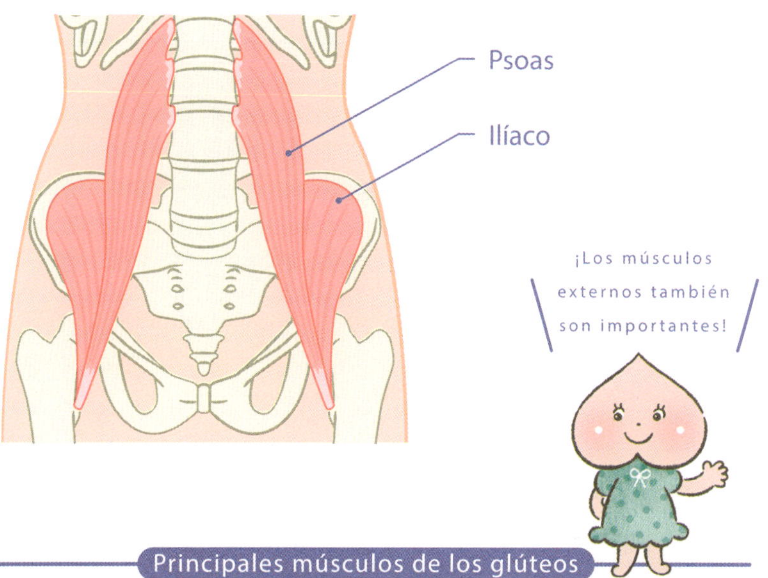

Principales músculos de los glúteos

Glúteo menor

Al ser el músculo más cercano al hueso, es el que más apoyo le proporciona. Este músculo se mueve a la par que los glúteos medios.

Glúteo medio o abductor

Se encuentra en la parte posterior del glúteo mayor y se encarga de sostener la pelvis por la parte externa. Este músculo se mueve cuando rotamos la pierna hacia el exterior.

Glúteo mayor

Es el músculo más grande de los glúteos. Trabaja cuando movemos la pierna hacia delante y hacia atrás, y actúa como una faja para mantener toda la zona firme.

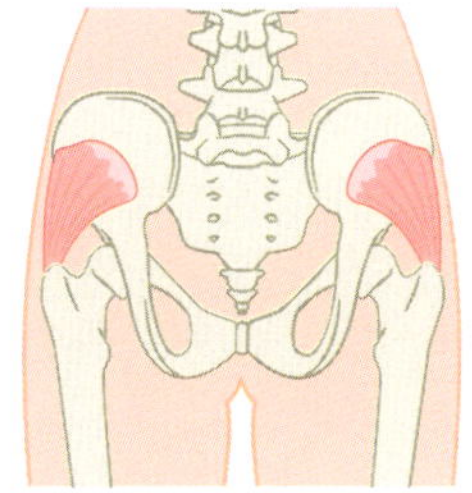
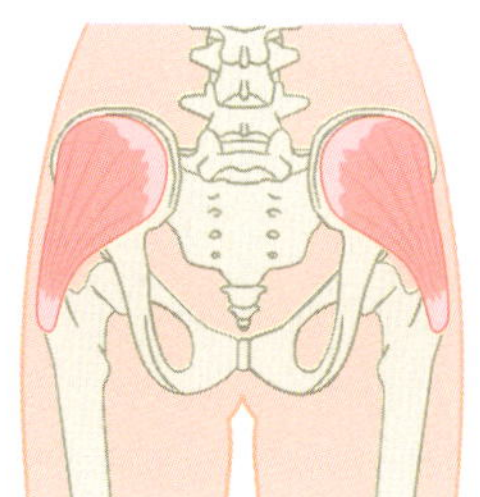
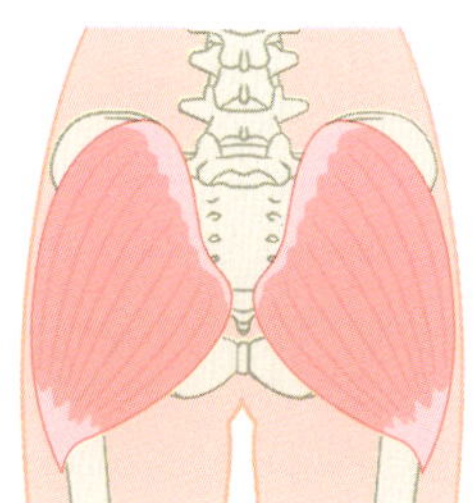

Combina la respiración con los ejercicios para fortalecer y marcar la cintura

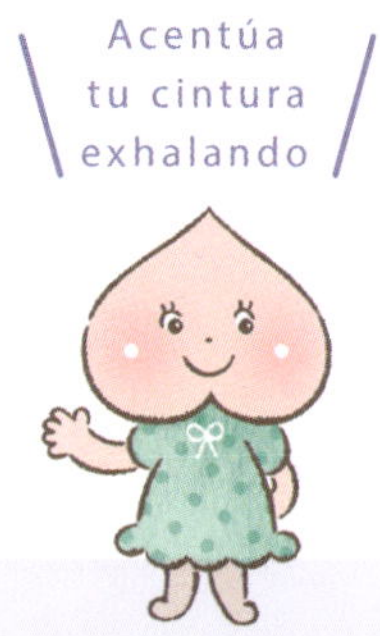

Durante la realización de los ejercicios, es importante coordinar la respiración con los movimientos, ya que esta es la mejor manera de estimular músculos internos como el psoas y el ilíaco.

Podemos inspirar y espirar gracias a que el diafragma, que separa el pecho del abdomen, se mueve hacia arriba y hacia abajo. Cuando el diafragma desciende, los pulmones se expanden con la entrada de aire y, cuando sube, los pulmones se comprimen y el aire sale al exterior.

La parte más importante para estimular los músculos internos es la exhalación. El diafragma tiene un aspecto similar al de la cabeza de una medusa, de forma que, al exhalar, el diafragma se eleva y el iliopsoas se estira como si fueran los tentáculos de la medusa. Cuando los músculos internos, como el iliopsoas, se estiran para agruparse en la parte central del abdomen como los tentáculos de la medusa, la cintura se estrecha y fortalecemos la pelvis.

Las personas con una respiración poco profunda apenas pueden mover el diafragma entre 1,5 y 2 cm al respirar.[1] Trabajando la respiración, incrementas este valor (hasta los 5–8 cm), además de moldear la cintura.

Otro de los beneficios de aprender a respirar correctamente es que ayuda a relajar los músculos. Si se experimenta dolor durante los estiramientos, se tiende a contener la respiración y a tensar los músculos, pero, si en vez de eso, exhalas, alivias la tensión muscular y liberas el dolor. Además, los músculos se fortalecen y ganan elasticidad sin que se tensen.

Los músculos internos se fortalecen desde el interior durante la exhalación.

Al exhalar, el diafragma se eleva a la vez que el psoas y el ilíaco (iliopsoas). Cuando los músculos se agrupan en el centro del cuerpo, podemos trabajar la cintura y la pelvis.

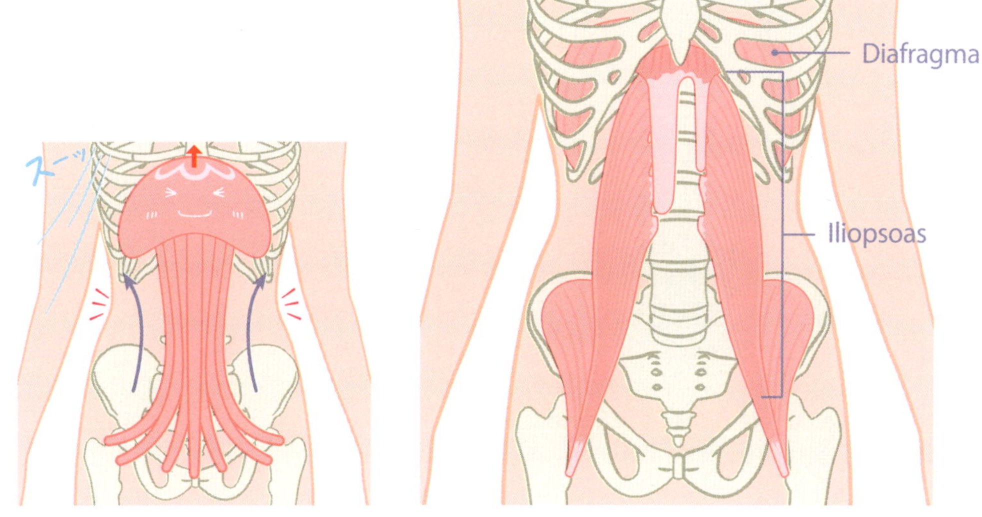

1. Referencia: medición de la actividad muscular respiratoria mediante imágenes de ultrasonidos J-Stage.

Graba la sensación de éxito en el cerebro y pierde volumen el doble de rápido

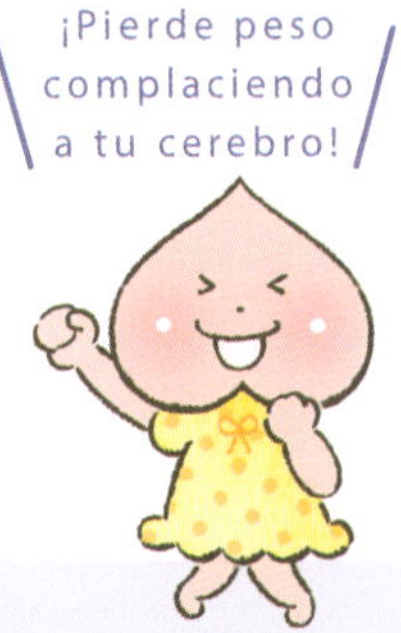

Si sufres alguna desviación o desajuste corporal, puede que, a la hora de hacer los ejercicios, te resulte más fácil realizarlos con un lado concreto.

En mis clases, les pido a mis alumnas que primero hagan el ejercicio con el lado que les resulte más difícil y, luego, con el otro para que el cerebro lo registre como una experiencia exitosa. De esta forma, cuando vuelvas a movilizar el lado más difícil, lo afrontarás con la idea de que puedes lograrlo y te moverás con más soltura que antes. Te recomiendo que hagas esto al llevar a cabo los ejercicios de este libro. Además, si después de hacer el mismo número de repeticiones con cada lado añades una repetición extra con el lado que te cuesta, te resultará más fácil corregir la diferencia entre ambos lados.

Usar esta peculiaridad del cerebro de manera adecuada en las rutinas de ejercicios es muy importante. Las personas que no logran perder peso tienen algo en común: no creen que puedan perder peso.

Los fracasos que hayas experimentado hasta ahora también te pueden hacer pensar eso a ti, pero es cierto que la negatividad supone un obstáculo para la pérdida de peso. Inconscientemente, intentas demostrarte que esta vez también fracasarás para que, cuando suceda, te sientas aliviada por haber ocurrido lo que imaginabas.

En las sesiones que dirijo, corregimos los pensamientos negativos haciendo fotos del «antes» y «después» y nos centramos en los movimientos que antes no podíamos hacer y ahora sí. De esta forma, podemos comprobar objetivamente el progreso y acumular estas victorias para convencernos de que estamos perdiendo peso. Esto ha ayudado a

Convence a tu cerebro de que puedes hacerlo

Si después de trabajar el lado que te resulta más difícil pasas al lado fácil, tu cerebro registrará esta experiencia como exitosa y se convencerá de que puede realizar este movimiento sin problema.

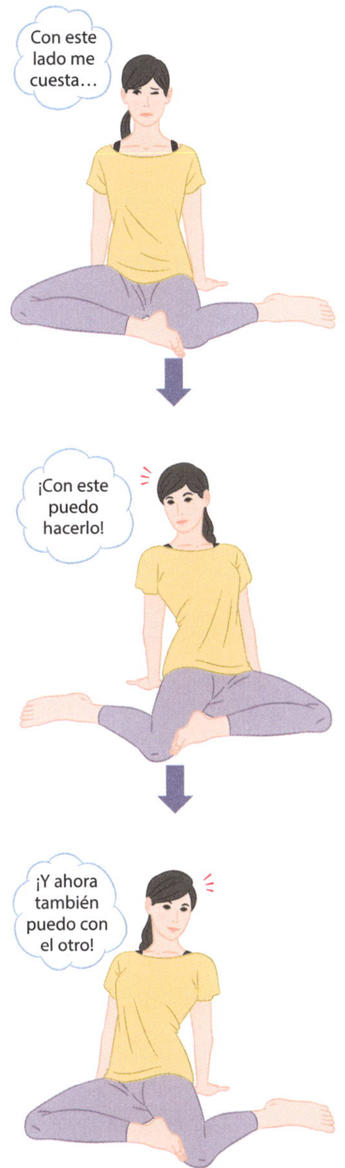

Imagínate más allá de los números

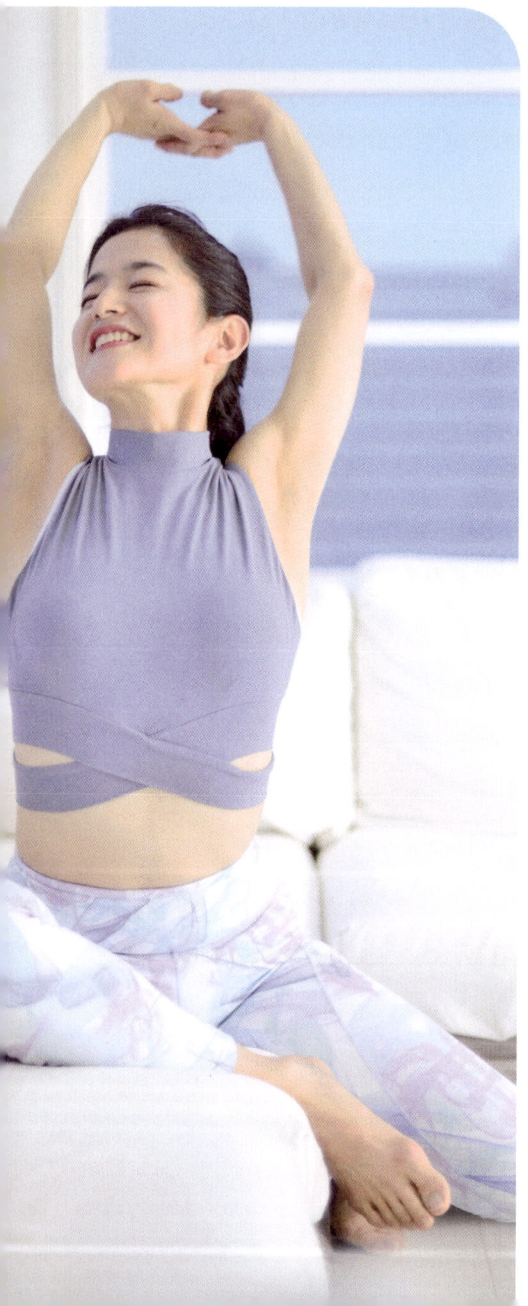

Es importante establecer objetivos numéricos (como «Quiero perder 10 kg» o «Quiero reducir 10 cm de cadera») para controlar de forma objetiva el progreso de la rutina de ejercicios y de la dieta. Pero lo que quiero conseguir con esto es que te veas a ti misma más allá de eso. Quiero que pienses en lo bien que te sentirás y la seguridad que eso te dará para hablar en público, que quieras dejar atrás a la persona que se ha abandonado físicamente, agotada y frustrada con la crianza de sus hijos. Imagina cómo te sentirás una vez consigas tu objetivo.

El objetivo final de una dieta o rutina no es conseguir un cuerpo bonito, sino lograr ser quien quieres ser y que tu vida sea satisfactoria, reconocer tu valor y tener confianza en ti misma. Si piensas en la dieta o la rutina de ejercicios como una forma de vivir la vida de forma activa y enriquecedora, sus beneficios serán más evidentes. Búscate a ti misma más allá de los números y afrontarás la dieta con mayor motivación.

Capítulo  3

Pierde peso y mejora tu salud ejercitando los glúteos

¡Reajusta todo el cuerpo estabilizando las caderas!

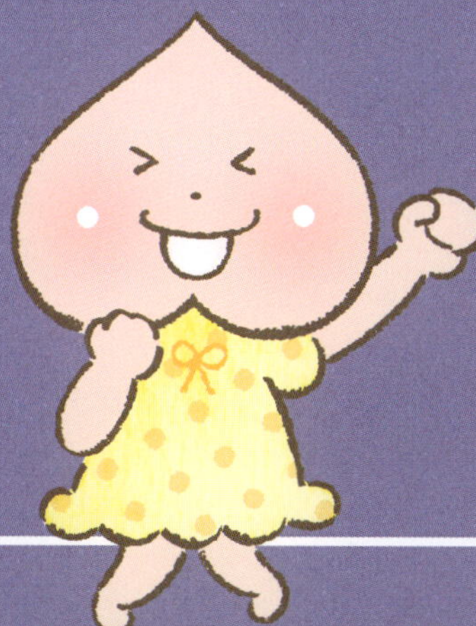

Trabajar los glúteos te ayudará a mejorar tu estado físico y mental

El dolor de hombros y caderas desaparecerá

La columna vertebral presenta desviaciones cuando la cadera es inestable, lo que causa que los músculos de la espalda no trabajen correctamente y los de los hombros pasen a soportar el peso de la cabeza. Cuando esto ocurre, se produce un desequilibrio. Los músculos de los hombros y la cadera se resienten si trabajan demasiado. Mucha gente que antes necesitaba masajes para aliviar el dolor en la zona de los hombros dejó de hacerlo al reajustar las caderas.

Alivia el estreñimiento

Si los diferentes músculos de los glúteos que sostienen la pelvis desde los costados no están activos, la pelvis se desplaza y los órganos internos caen. Los intestinos, aplastados, no pueden moverse correctamente. Al fortalecer la pelvis trabajando los glúteos, los intestinos regresan a su posición original y pueden realizar correctamente los movimientos peristálticos (contracción y relajación).

Te cansarás menos

Al trabajar los glúteos, activas también aquellos músculos que sueles mover menos, lo que ayuda a distribuir mejor la carga entre los diferentes músculos y a que te sientas menos cansada. Además, la redistribución de la carga de trabajo elimina el desequilibrio por el que el cerebro se sentía cansado, aunque el cuerpo no lo estuviera. También mejora la calidad del sueño, así que te sentirás totalmente renovada por las mañanas.

Crecerá tu seguridad en ti misma

Cuando se está a dieta, es fácil deprimirse, compararse con los demás y preguntarse por qué no puedes ser como ellos. Al trabajar los glúteos, te comparas con la persona que eras antes. Si te acostumbras a centrarte en lo que eres capaz de hacer ahora, te sentirás más segura de ti misma.

Reducirás los dolores menstruales

Si los órganos internos caen debido al ensanchamiento de la pelvis, el útero también queda aplastado y el flujo sanguíneo se reduce. Así, se produce un desajuste en el sistema nervioso autónomo y un desequilibrio hormonal, lo que puede dar lugar a dolores menstruales, irritabilidad y a que otros síntomas premenstruales aparezcan con mayor intensidad. Al reajustar la cadera, el útero regresa a su posición original y tendrás reglas menos dolorosas.

Pon tus glúteos en forma y consigue un cuerpo bonito y saludable

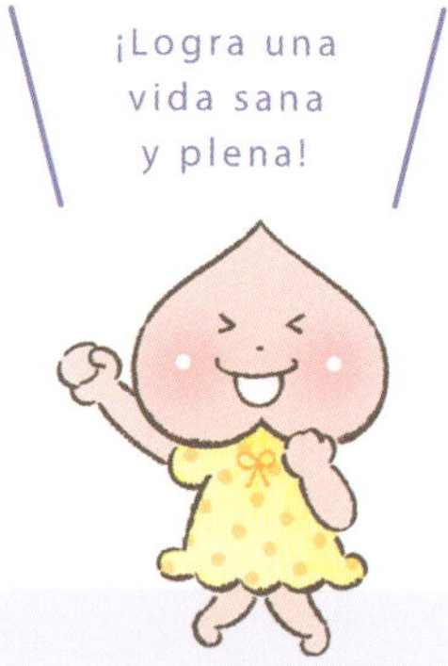

Al reajustar la posición de las caderas, que son la base que sustenta todo el cuerpo, las distorsiones desaparecen. Además, también se acaba con el desequilibrio entre la actividad de los músculos inutilizados y los sobrecargados para que todos ellos funcionen correctamente. Y los efectos positivos no se limitan solo a un vientre plano y un tren inferior más tonificado: la sobrecarga de los músculos que ocasionaba dolor de espalda, rigidez en los hombros y el cuello desaparece, el flujo sanguíneo y linfático mejora, y la sensación de frío se desvanece.

Además, al reajustar la cadera, perderás peso más rápido. Esto se debe a que, cuando la cadera funciona como punto de apoyo estable, la actividad muscular del área que deseas trabajar aumenta exponencialmente, lo que facilita que obtengas los resultados que te propongas.

A partir de la página 64 encontrarás una serie de ejercicios eficaces que te ayudarán a adelgazar, perder volumen y mejorar tu estado de salud general. Realízalos junto a los ejercicios básicos del capítulo 2 para trabajar bien los glúteos.

Mapa de las zonas que puedes reducir y mejorar al trabajar los glúteos

Los ejercicios para glúteos son eficaces para fortalecer distintas partes del cuerpo y para mejorar tu estado de salud general. Elige aquellos que se ajusten a tus necesidades y objetivos y ¡que empiece la sesión de ejercicio!

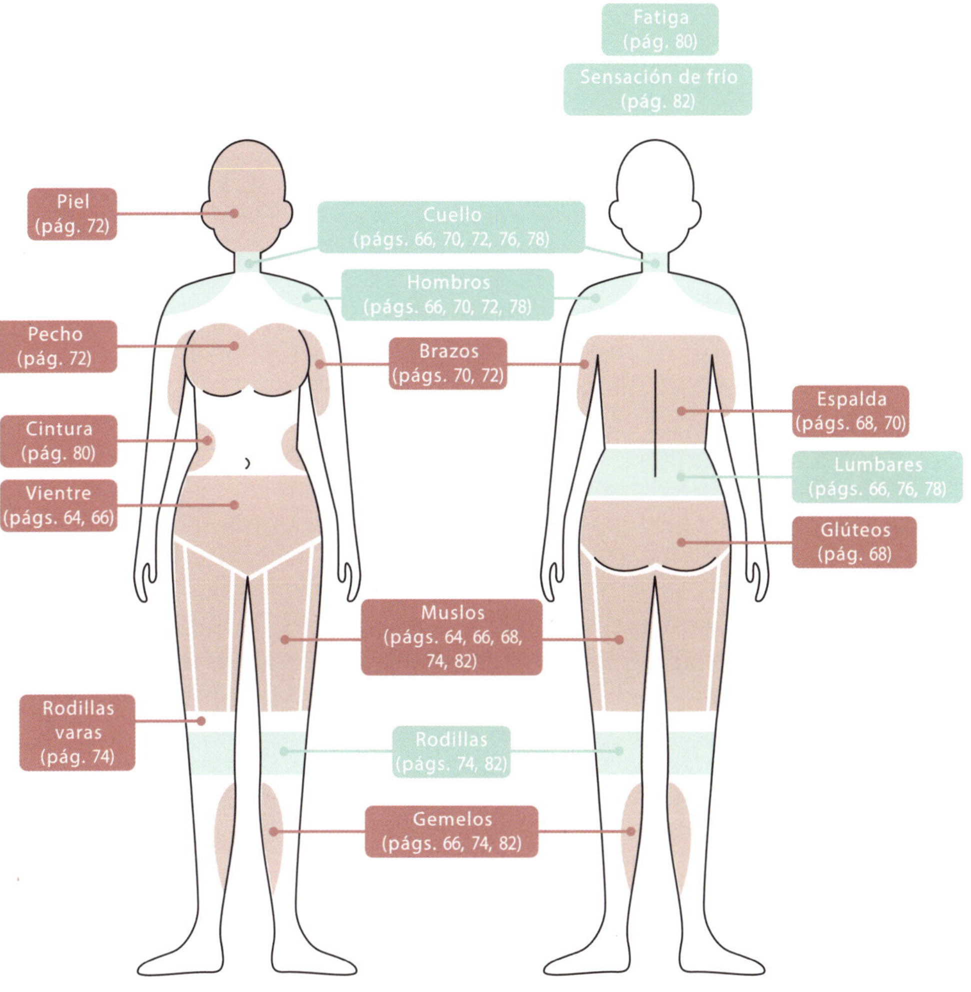

Dormir mejor elimina el cansancio y reduce la irritabilidad

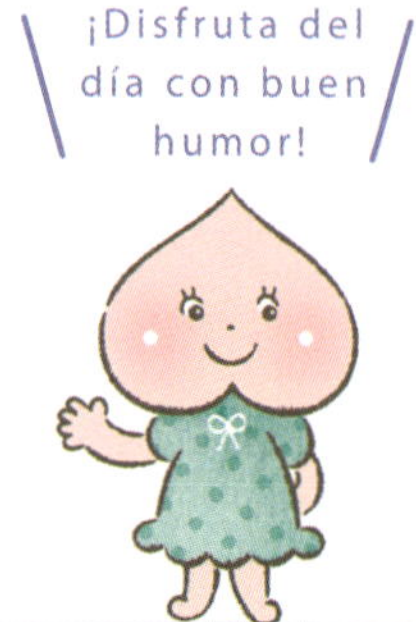

¿Crees que si aumentas la actividad muscular de los músculos inactivos estarás más cansada? Pues, en realidad, ocurrirá justo lo contrario. Cuanto mejor distribuida esté la carga entre los músculos, menos te cansarás, ya que es el cerebro el que se fatiga, no los músculos.

Pongamos por ejemplo que, para soportar una carga de 50 kg, necesitas usar cincuenta músculos, por lo que a cada músculo le corresponde una carga de 1 kg. Sin embargo, si solo funciona un músculo, ese único músculo soportará la carga total de 50 kg. El cerebro entonces decidirá que el músculo corre el riesgo de sobrecargarse y enviará una señal a todo el cuerpo para que te sientas cansada, a pesar de que hay cuarenta y nueve músculos que no estás utilizando.

Si los cincuenta músculos trabajaran todos a la vez, la carga se distribuiría entre todos ellos y, en teoría, podrías moverte cincuenta veces más rápido que antes.

Trabajar los glúteos te ayudará a activar y utilizar todos los músculos del cuerpo y a mejorar la calidad del sueño. Tu cuerpo no está tan cansado como te ha hecho creer el cerebro hasta ahora, a pesar de que hayas experimentado problemas para conciliar el sueño o para dormir del tirón. De hecho, las alumnas que asisten a mis clases se sienten con energías renovadas, y todas concuerdan en que duermen mejor los días que vienen a clase. Al reajustar la cadera, los órganos internos se recolocan, lo que mejora su funcionamiento, además de facilitar también el flujo sanguíneo.

Si te sientes cansada a pesar de haber dormido, estás irritable por el agotamiento, tiendes a sufrir de estreñimiento, tu piel no se ve bien o tienes frío a menudo, estos ejercicios te ayudarán a recuperar la sonrisa y la energía.

Cuantos más músculos uses, menos te cansarás

Cuando los músculos corren el riesgo de sobrecargarse, el cerebro envía una señal para que todo el cuerpo se sienta cansado y te pares a descansar. Al dividir la carga correctamente entre todos los músculos, incluidos los inactivos, te sentirás menos cansada que antes.

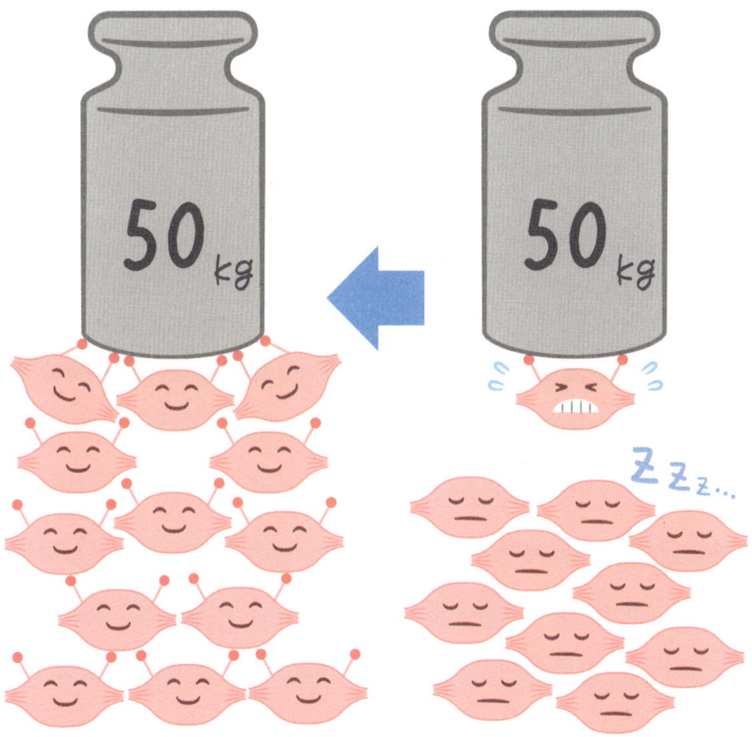

Reduce el tren inferior

Este ejercicio ==estimula la parte inferior del abdomen y la parte posterior de los muslos== oponiendo la fuerza generada hacia abajo para pegar las lumbares al suelo y la necesaria para levantar la pierna. Ten cuidado de no tirar de la pierna hacia abajo usando la fuerza de los hombros (si normalmente tus glúteos no trabajan, tenderás a realizar movimientos compensatorios con la parte superior del cuerpo). Trata de hacer solo los movimientos necesarios para doblar la rodilla con la fuerza de las manos (úsalas como una ayuda). Si centras toda tu energía en los glúteos y el abdomen, la parte superior del cuerpo se relajará y sentirás los hombros más distendidos.

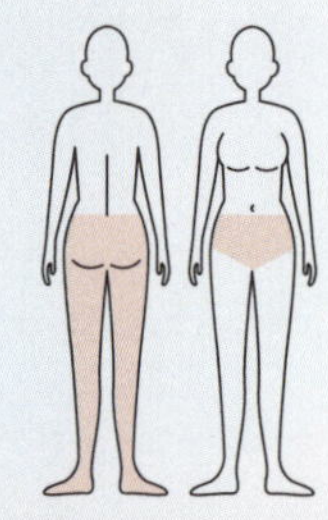

¡Lo notarás aquí!

En el bajo abdomen y la parte posterior de las piernas

1

Sujétate el pie con una toalla

Túmbate con la espalda apoyada en el suelo, levanta la pierna izquierda y flexiona la rodilla de forma que se acerque al abdomen. Una vez en esa posición, ayúdate de una toalla para sujetarte el pie.

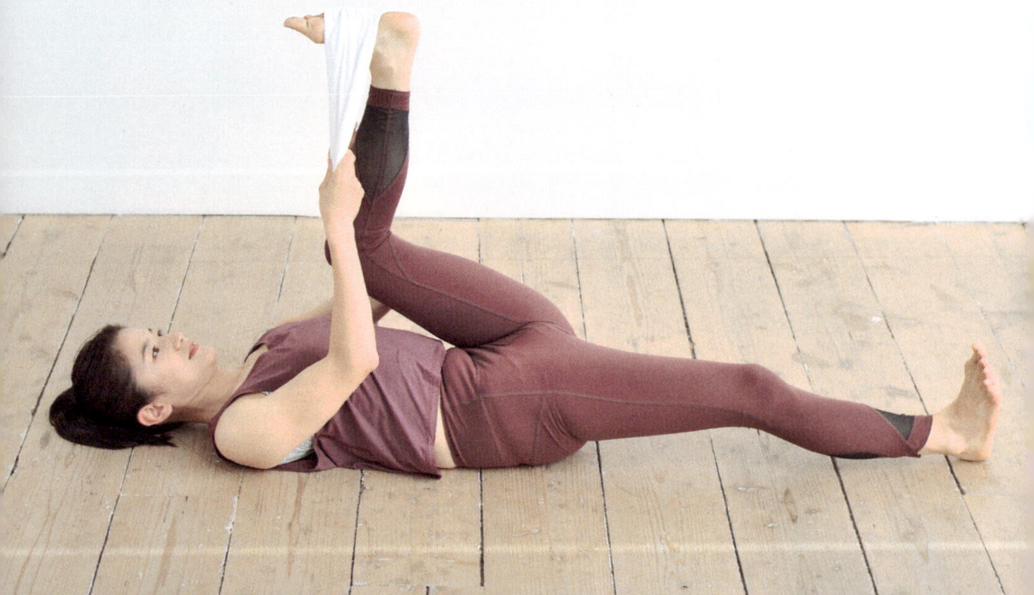

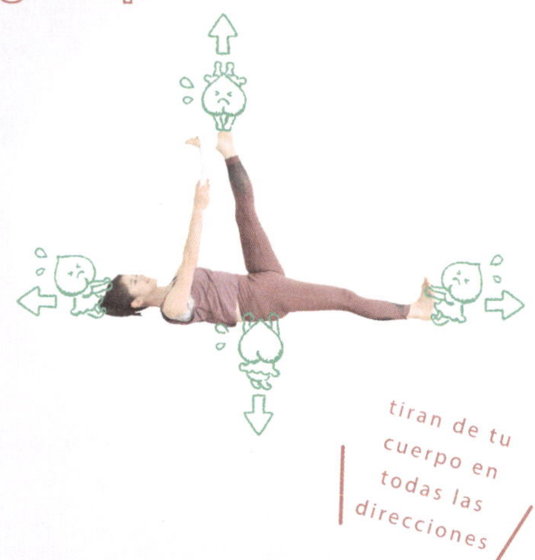

Haz presión sobre la articulación coxofemoral durante el movimiento de subida y bajada de la pierna

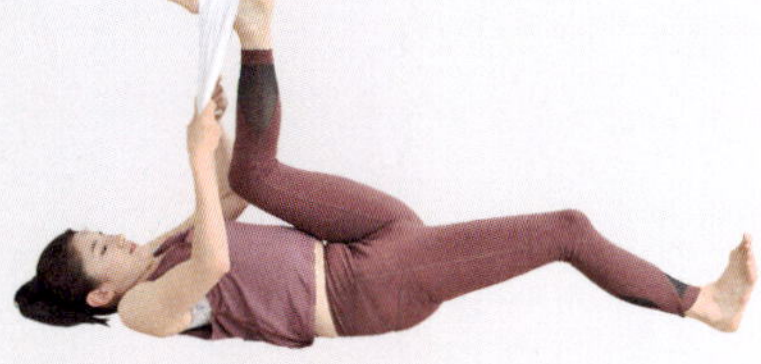

¡No lo hagas!

No bajes la pierna usando los hombros

2 Estira la pierna

Al exhalar, haz fuerza con el abdomen y extiende la pierna lentamente hacia arriba, sintiendo cómo se estira tu cuerpo desde la planta del pie izquierdo a los glúteos y desde la cabeza al pie derecho. Repite lo mismo con el otro lado.

Haz entre 3 y 5 respiraciones con cada lado

Reduce muslos

En este ejercicio, al coordinar el movimiento del pie con el de la cadera opuesta, se estimula toda la parte posterior de la pierna. En la segunda imagen puedes ver cómo el pie izquierdo es el punto de apoyo y, al tirar hacia la derecha con la cadera, el brazo y la cabeza, estiras la articulación coxofemoral y la planta del pie. La articulación coxofemoral se relaja y se trabaja y tonifica la parte posterior de la pierna. Además, este ejercicio ayuda a corregir las distorsiones en todo el cuerpo, como las desviaciones de columna y cuello. Llevar la cadera al suelo con este ejercicio es muy eficaz para fortalecer el abdomen bajo.

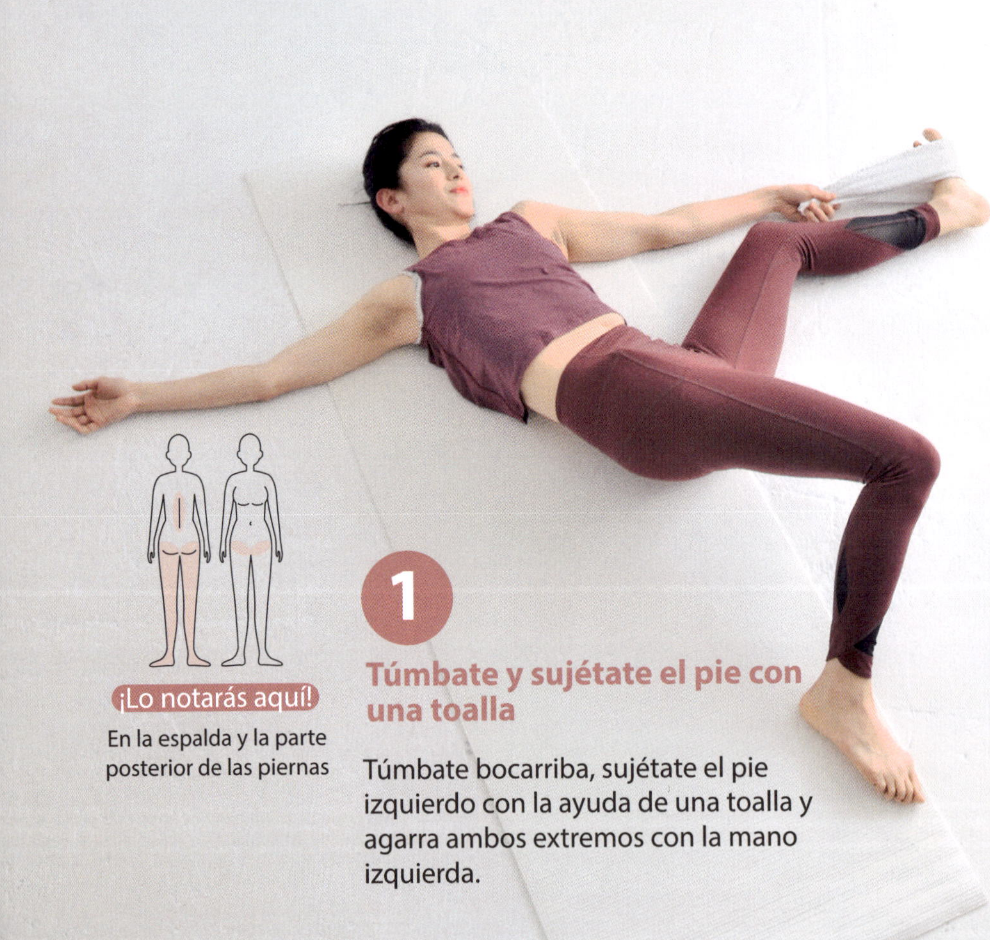

¡Lo notarás aquí!

En la espalda y la parte posterior de las piernas

1

Túmbate y sujétate el pie con una toalla

Túmbate bocarriba, sujétate el pie izquierdo con la ayuda de una toalla y agarra ambos extremos con la mano izquierda.

Con ayuda de otra persona

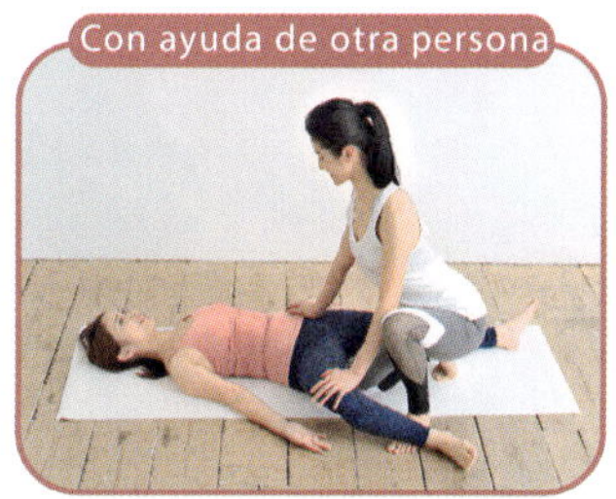

Estira la pierna ejerciendo presión sobre la rodilla a la vez que se ejerce presión sobre la cadera opuesta para evitar que se eleve.

Imagina que...

tienes que sostener una bandeja sobre el vientre

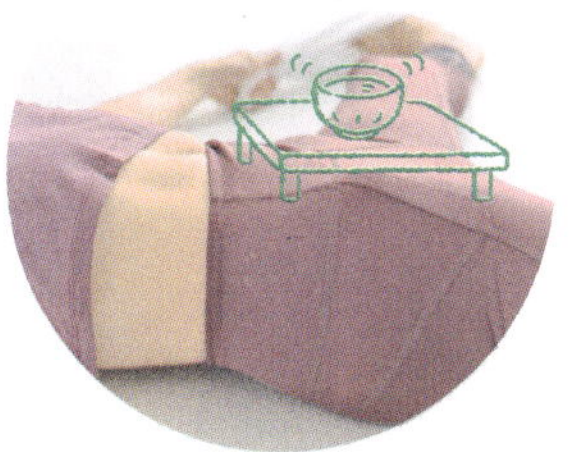

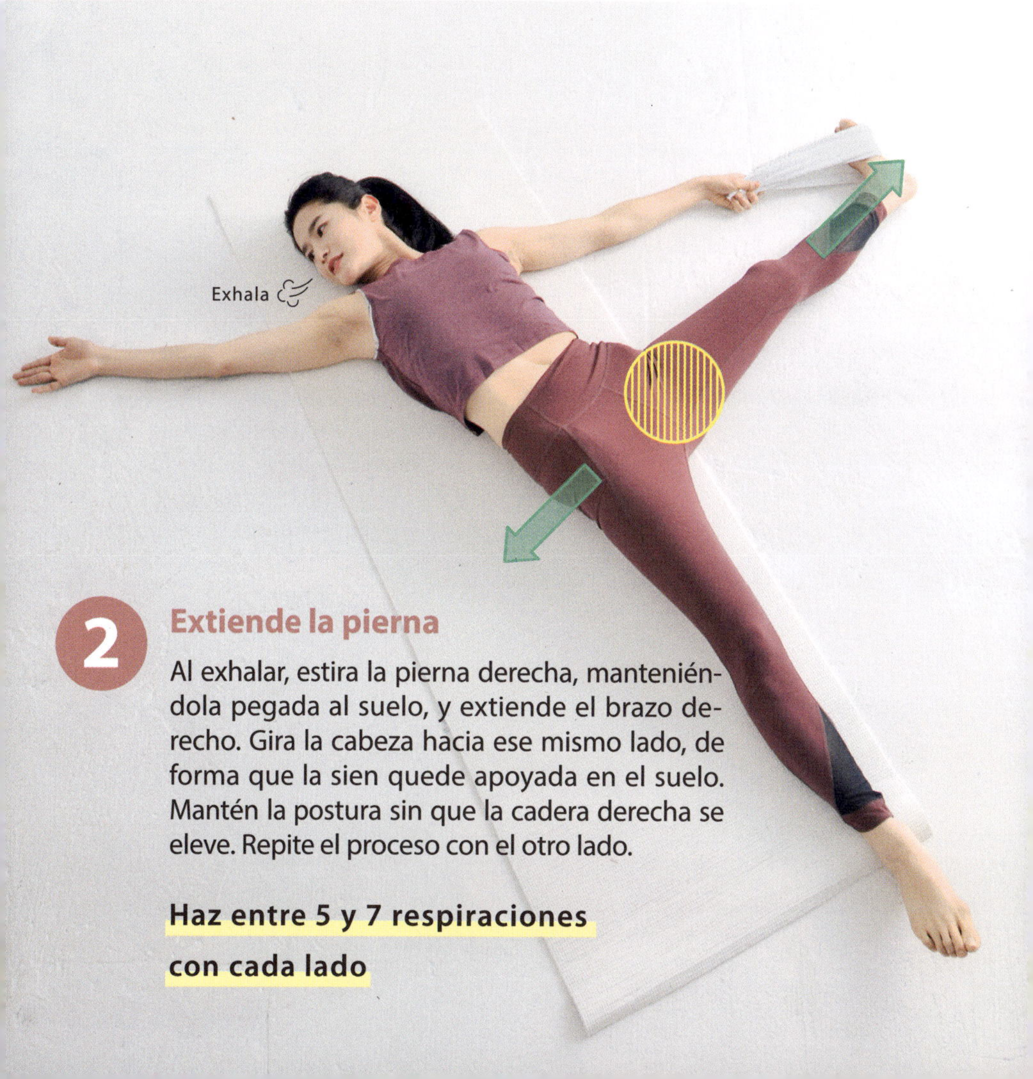

2 Extiende la pierna

Al exhalar, estira la pierna derecha, manteniéndola pegada al suelo, y extiende el brazo derecho. Gira la cabeza hacia ese mismo lado, de forma que la sien quede apoyada en el suelo. Mantén la postura sin que la cadera derecha se eleve. Repite el proceso con el otro lado.

Haz entre 5 y 7 respiraciones con cada lado

Reduce la espalda

Sirviéndote de la fuerza de la pierna, eleva el tronco para arquearlo y así estimular los músculos de la espalda. Si no te ayudas de los glúteos, tenderás a caerte hacia los lados y a levantar demasiado la mano y la pierna. No te rindas y mantén tu centro de gravedad justo en el centro, ya que, al hacerlo, trabajarás correctamente los glúteos, los músculos de la espalda y los de la cara posterior de los muslos. Si el centro de gravedad se desplaza hacia delante, no levantes los brazos para compensarlo; los brazos solo deben servirte de apoyo. Sírvete del impulso de la pierna para elevar el tren superior.

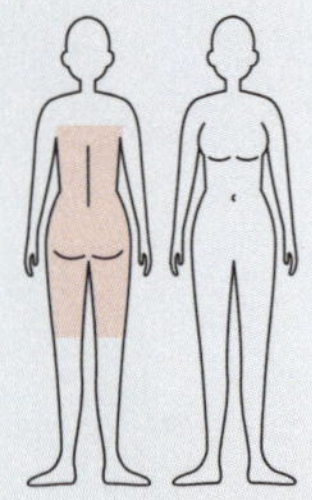

¡Lo notarás aquí!

Espalda, glúteos
y parte posterior de
los muslos

1

Colócate bocabajo y agárrate el tobillo

Túmbate bocabajo, flexiona la rodilla derecha y sujétate el tobillo con la mano de ese mismo lado. El brazo izquierdo debe quedar pegado al suelo, con el codo bien apoyado para sostener el tronco.

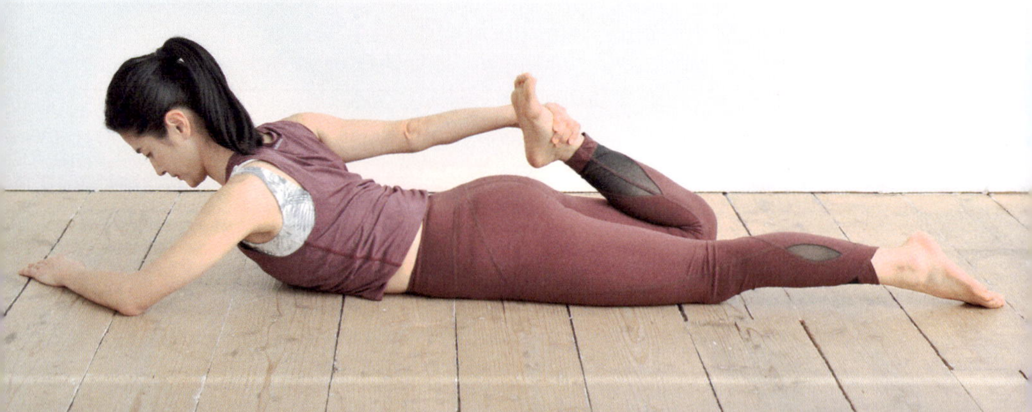

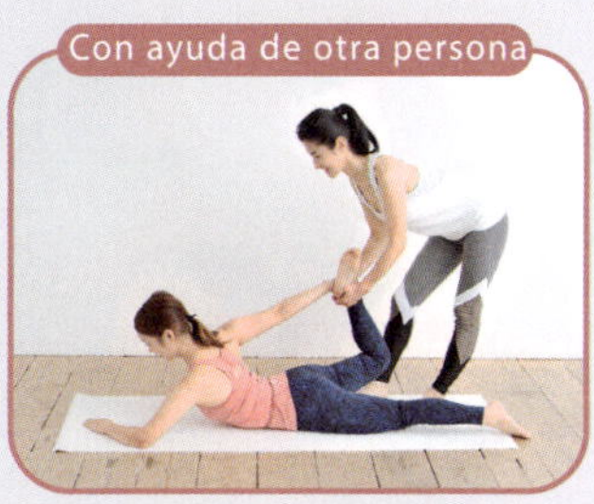

Tumbada bocabajo, se estira de la mano y la pierna, y la espalda se arquea por la tensión.

Imagina que...

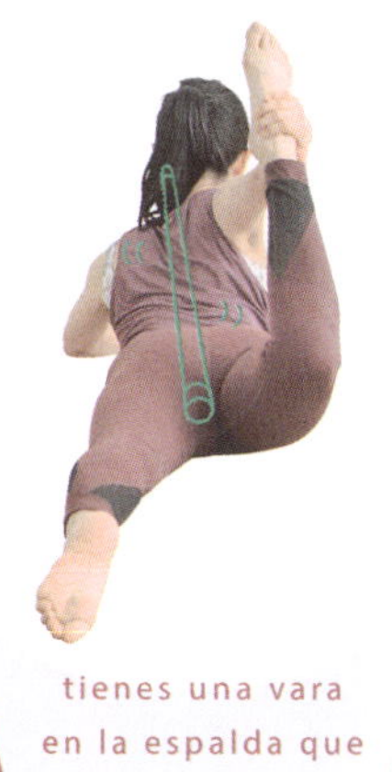

2

Haz fuerza con la pierna y eleva el cuerpo

Al exhalar, haz fuerza con la pierna flexionada como si intentaras estirarla a la vez que elevas el cuerpo, arqueando la espalda. Ten cuidado de no dejar caer el cuerpo hacia la izquierda. Repite el proceso con el otro lado.

Haz entre 3 y 5 respiraciones con cada lado

¡No lo hagas!

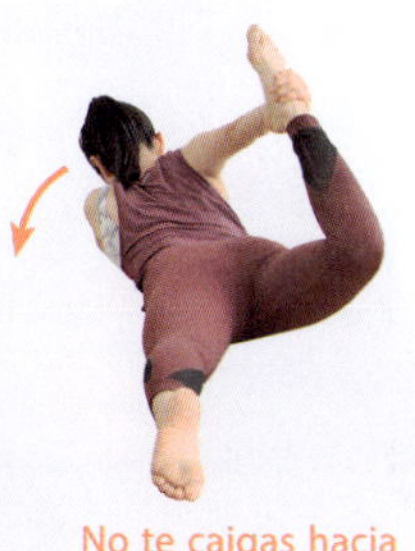

No te caigas hacia el lado contrario

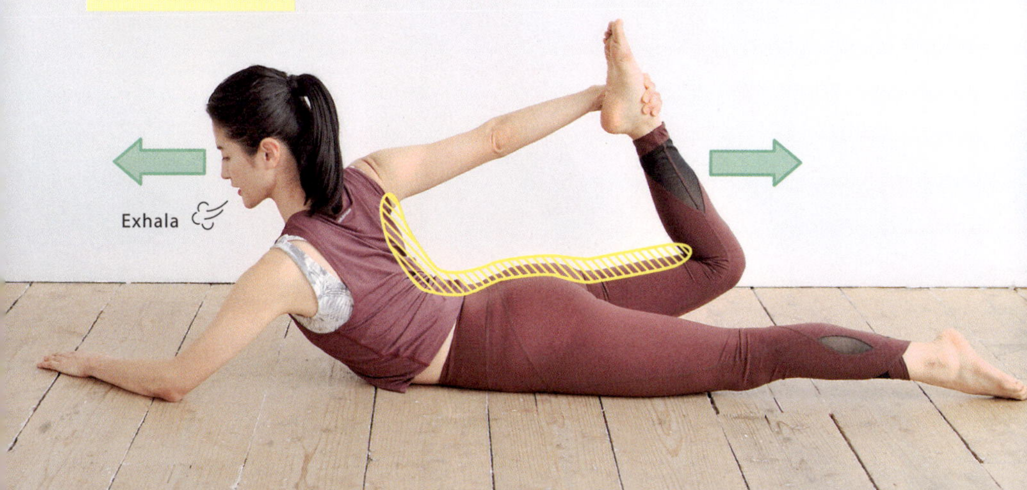

desplazando el centro de gravedad hacia delante

Reduce los brazos

Cuando mueves los brazos de atrás adelante, puede que notes la parte superior del brazo más blandita cuando va hacia delante. Esto es significa que, para tensar los brazos, hay que llevarlos hacia atrás. Sin embargo, si la zona de los omóplatos está rígida, no podrás llevar los brazos hacia detrás tanto como te gustaría. Coloca el brazo por detrás del cuerpo para relajar las fascias y los músculos alrededor de la escápula. Este ejercicio también es eficaz para corregir los hombros caídos y la curvatura de la espalda, así como para aliviar la rigidez de la espalda, el cuello y mejorar el sueño.

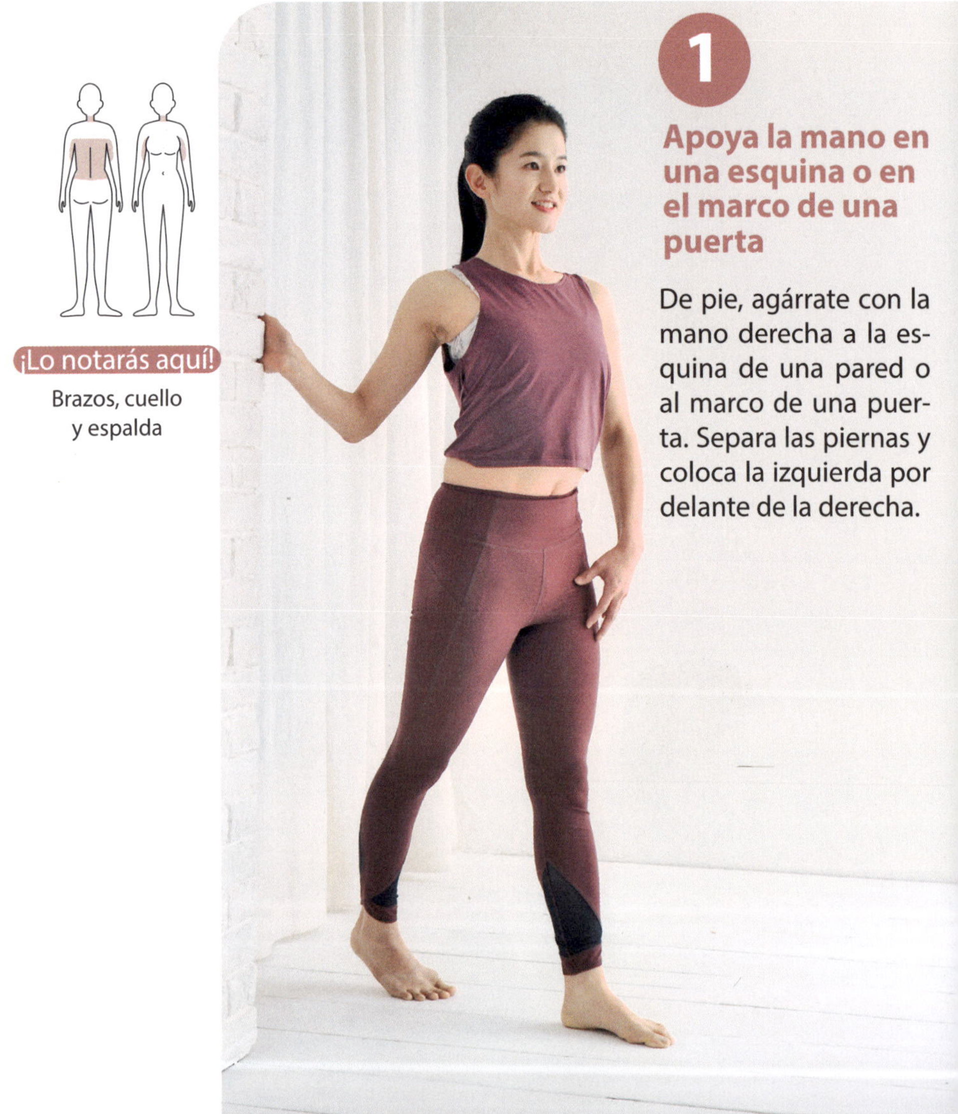

¡Lo notarás aquí!

Brazos, cuello
y espalda

1

Apoya la mano en una esquina o en el marco de una puerta

De pie, agárrate con la mano derecha a la esquina de una pared o al marco de una puerta. Separa las piernas y coloca la izquierda por delante de la derecha.

Con ayuda de otra persona

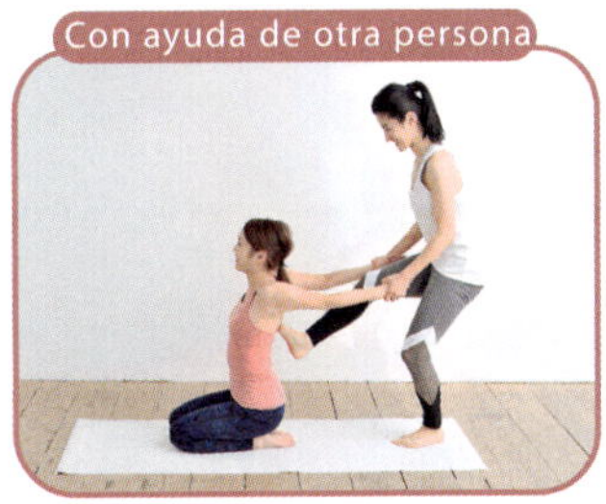

Relaja los omóplatos estirando los brazos y la espalda hacia atrás.

Imagina que...

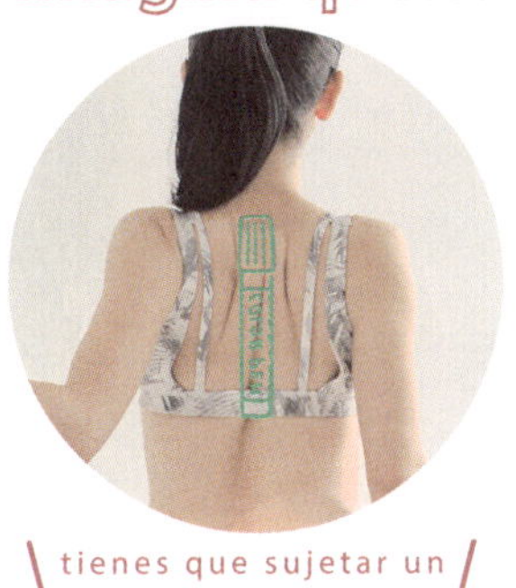

tienes que sujetar un rotulador entre los omóplatos

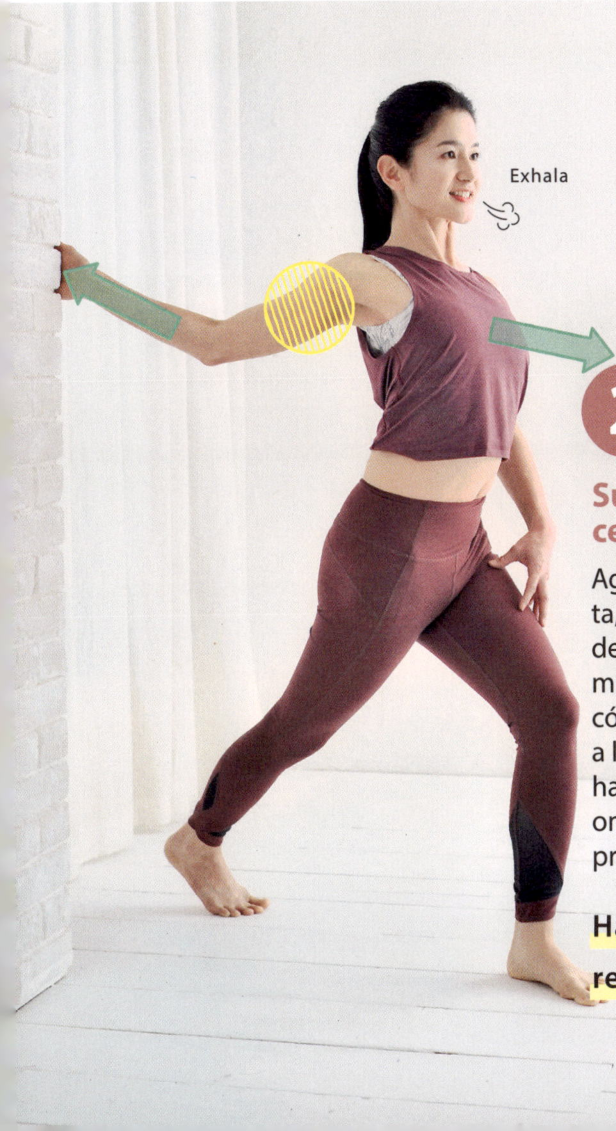

¡No lo hagas!

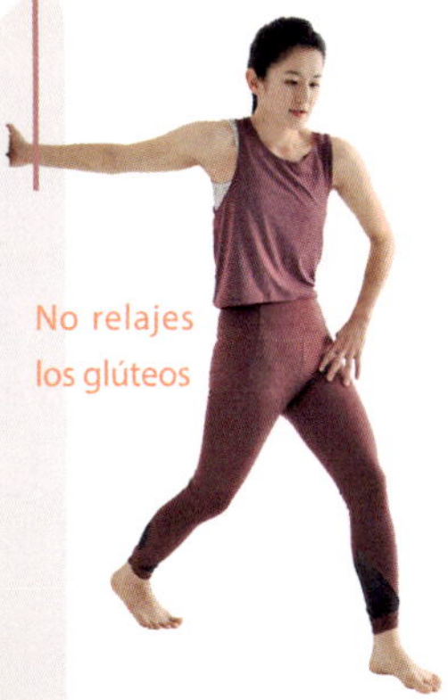

2

Sujétate bien y desplaza el centro de gravedad

Agarrándote a la esquina o puerta, deja caer el peso sobre el pie delantero y mantén la posición mientras exhalas. Debes sentir cómo los omóplatos se acercan a la columna. Si giras el tronco hacia la izquierda, acercarás los omóplatos todavía más. Repite el proceso con el otro lado.

Haz entre 3 y 5 respiraciones con cada lado

Eleva el busto

Una de las formas más efectivas de elevar el busto y fortalecer los pectorales es trabajando los músculos de la espalda. Sin embargo, aunque mucha gente usa en exceso los músculos de la zona de los hombros, apenas emplea los de la espalda y la columna vertebral. ==Con la ayuda de una toalla, puedes relajar la parte superior de la espalda y fortalecer la parte inferior.== Al ser un ejercicio en el que se estiran las axilas, también ayuda a mejorar el drenaje linfático, por lo que tu piel tendrá un mejor aspecto.

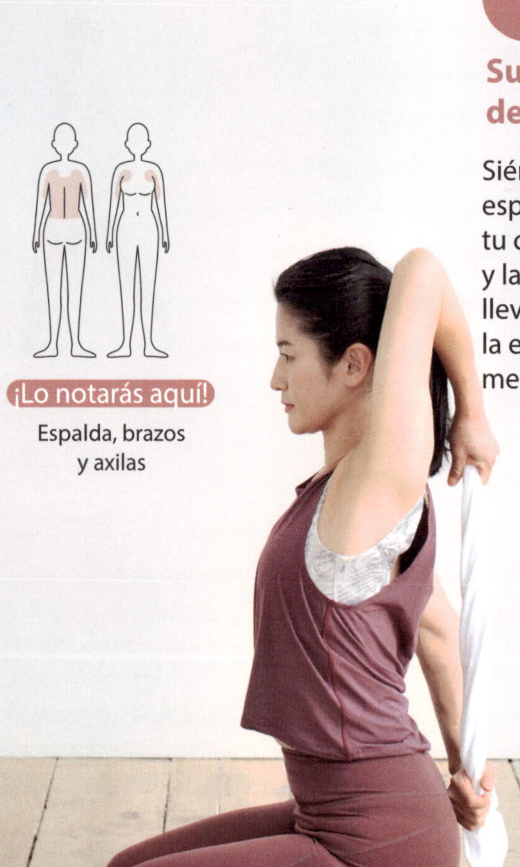

1

Sujeta una toalla por detrás de la espalda

Siéntate de rodillas, con la espalda recta, y visualiza cómo tu cabeza se eleva hacia arriba y la pelvis se endereza. Luego, lleva una toalla por detrás de la espalda y sostenla verticalmente.

¡Lo notarás aquí!

Espalda, brazos y axilas

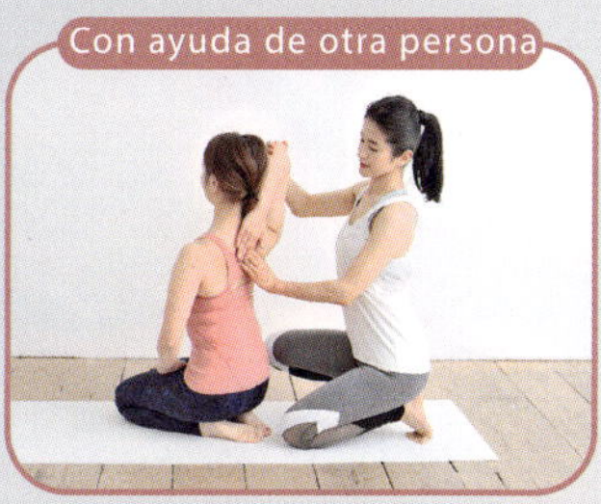

Con el omóplato fijo, lleva el codo hacia la espalda para contraer los músculos.

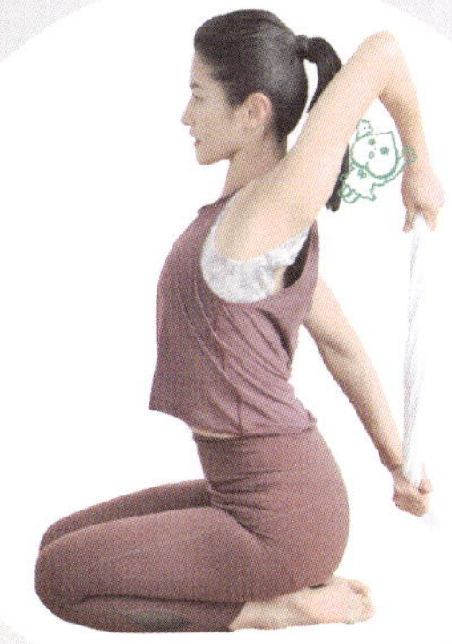

¡No lo hagas!

2

Mantén la toalla lejos de la espalda

Al exhalar, tira de la toalla hacia abajo, imaginando que la mano inferior pesa más que antes, pero manteniendo ambas manos separadas de la espalda. Repite el proceso con el otro brazo.

Haz entre 3 y 5 respiraciones con cada lado

Corrige las piernas en O

Las personas con las piernas en forma de O, también llamadas rodillas varas, tienen las rodillas rotadas hacia dentro y la articulación coxofemoral más rígida de lo normal, por lo que el centro de gravedad está desplazado hacia el dedo pulgar del pie y el dedo meñique apenas se utiliza. ==Al trabajar los glúteos, se distribuye de manera uniforme el peso entre los dedos del pie, con lo que se corrige la forma arqueada de las piernas.== Este ejercicio también ayuda a corregir las piernas en forma de X, o rodillas valgas, y también es recomendable para aquellas personas que sufren de dolor en las rodillas, ya que evita la acumulación de líquidos en las articulaciones. Además, al usar los músculos de la espalda para estabilizarte, perderás volumen en esa zona.

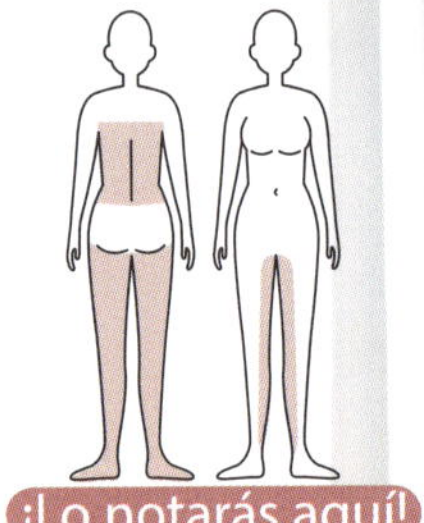

¡Lo notarás aquí!

En la espalda y las caras interna y posterior de las piernas

1

Coloca las manos en la pared

Ponte delante de la pared y estira los brazos hacia delante, dejando los codos ligeramente flexionados. Ajusta la distancia para que los pies queden separados de la pared.

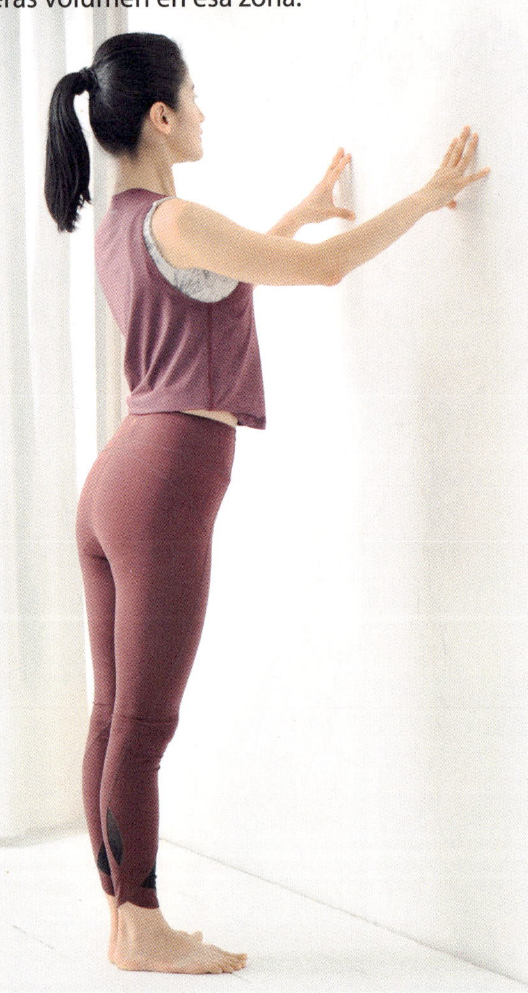

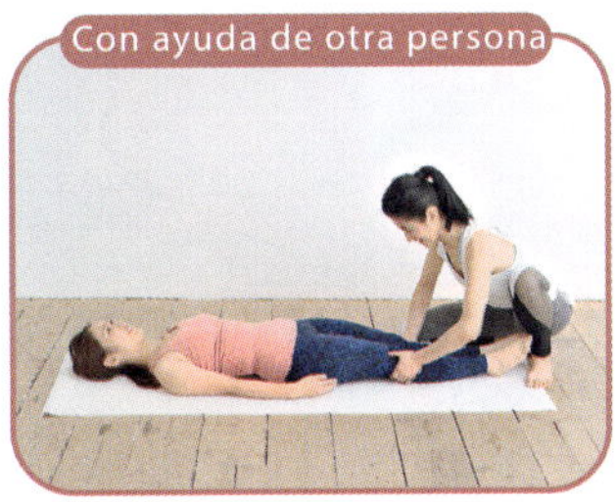

Se rotan ambas rodillas hacia fuera y se presiona con fuerza sobre ellas.

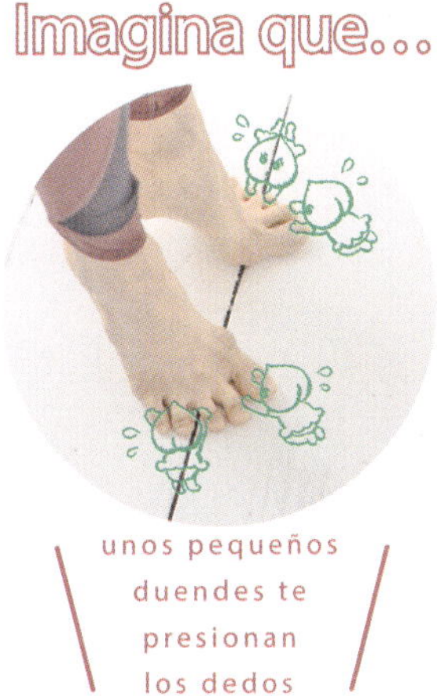

2

Ponte de puntillas

Eleva los talones y ponte de puntillas. Mantén los talones lo más cerca posible, pero sin que lleguen a tocarse. Distribuye el peso uniformemente sobre todos los dedos de los pies. Siente cómo rota la articulación coxofemoral y mantén la postura mientras exhalas.

Haz entre 3 y 5 respiraciones

Estira bien las rodillas

Prevén el dolor de espalda

La postura del niño es un buen estiramiento para la espalda, pero, si además usas las manos para generar una fuerza antagónica y relajar la cadera, reajustarás el cuerpo. Al estirar los glúteos hacia los lados, estimulas músculos que no mueves normalmente, como los aductores y los glúteos menores, además de fortalecer la pelvis. Es una forma estupenda de relajar los glúteos, por lo que te recomiendo incluirlo al final de la rutina de estiramientos.

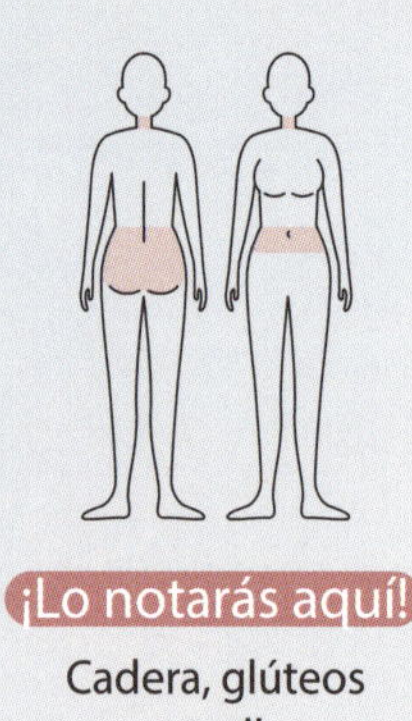

¡Lo notarás aquí!

Cadera, glúteos
y cuello

1

Arquea la espalda y extiende los brazos

Sentada de rodillas, lleva el cuerpo hacia delante y extiende los brazos. Arquea la espalda como si te postrases.

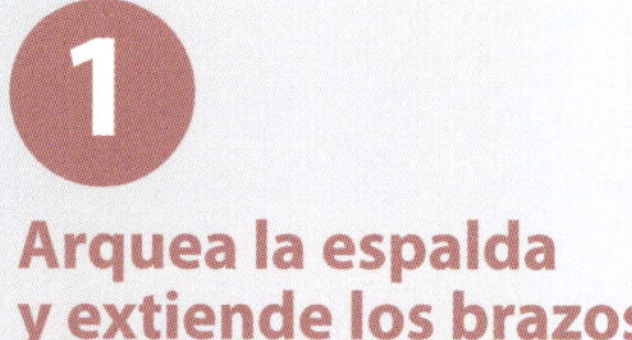

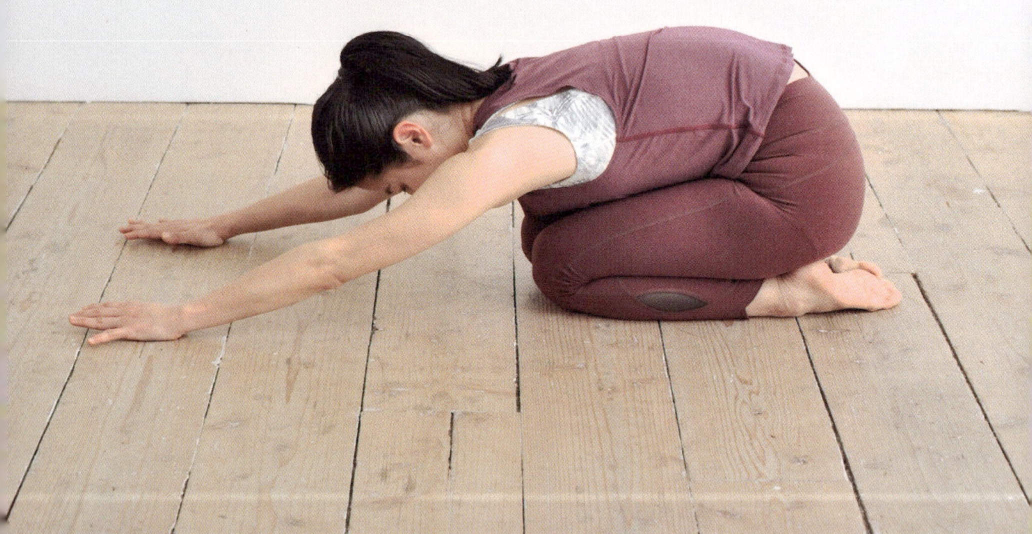

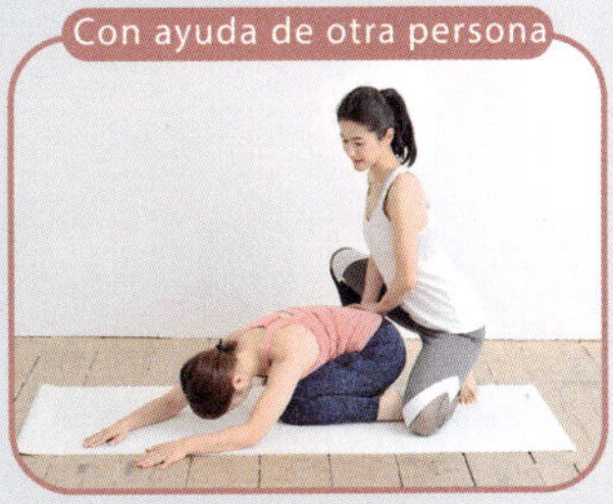

De rodillas, se mueve la cadera hacia los lados mientras se ejerce presión sobre la cadera para relajarla.

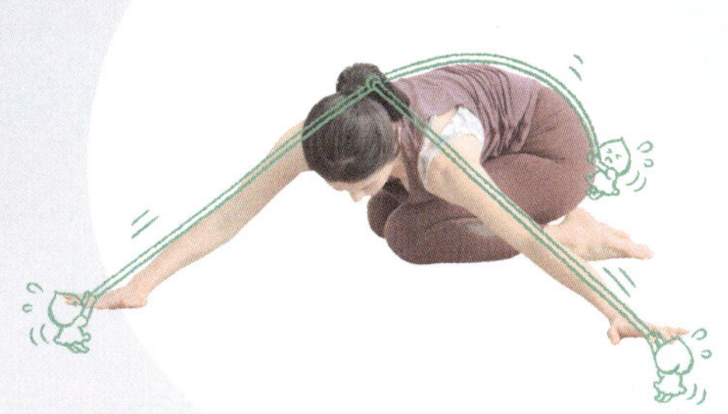

tus manos y
glúteos juegan
al tira y afloja

2

Mantén la cadera baja y extiende los brazos

Lleva la cadera hacia la derecha para que el tronco se dirija hacia la izquierda. Evita que los glúteos toquen el suelo tirando desde las manos, apoyadas en el suelo. Siente cómo se estira el glúteo derecho y mantén la posición mientras exhalas. Repite el proceso hacia el otro lado.

Haz entre 3 y 5 respiraciones hacia cada lado

¡No lo hagas!

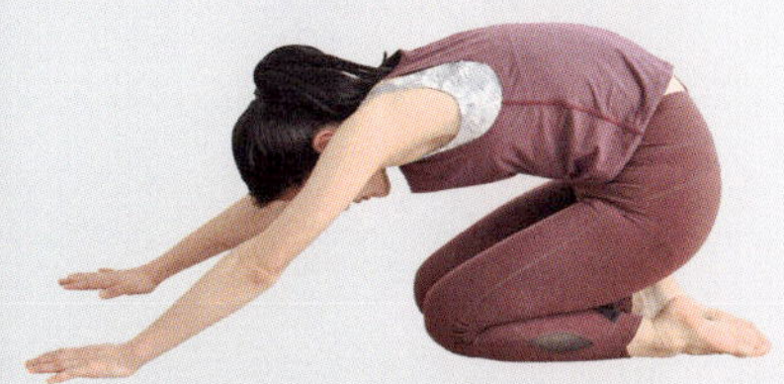

No arquees la espalda

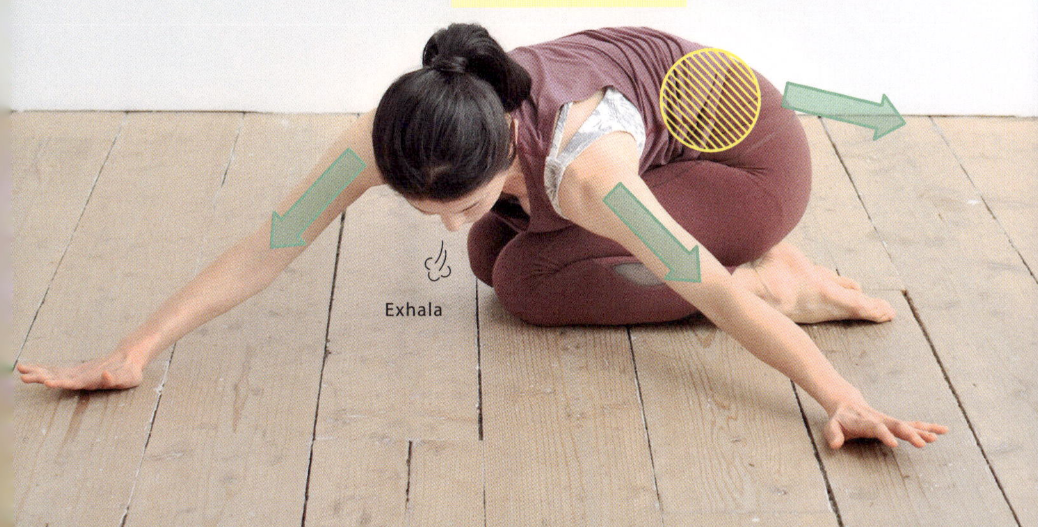

Alivia la rigidez de hombros

Las desviaciones de columna vertebral, el acortamiento muscular y una movilidad deficiente de los omóplatos causan la aparición de rigidez en los hombros. Al relajar la columna, estirarás el lado contraído. Como se ve en la segunda imagen, la rodilla y el hombro derechos tiran en direcciones opuestas para corregir la desviación de la columna. También es importante que sujetes el pie con la mano para cerrar el círculo que se forma. Toda la zona interna del cuerpo que dibuja esa circunferencia es la que está trabajando, por lo que, cuanto más grande sea el círculo, mayor será la fuerza que harás para corregir la columna.

1

Túmbate bocarriba y cruza las piernas

Túmbate bocarriba y eleva ambas rodillas. Ahora, cruza las piernas de forma que el pie derecho quede encima de la rodilla derecha. Relaja la parte superior del cuerpo.

¡Lo notarás aquí!

Espalda, omóplatos y articulación sacroilíaca

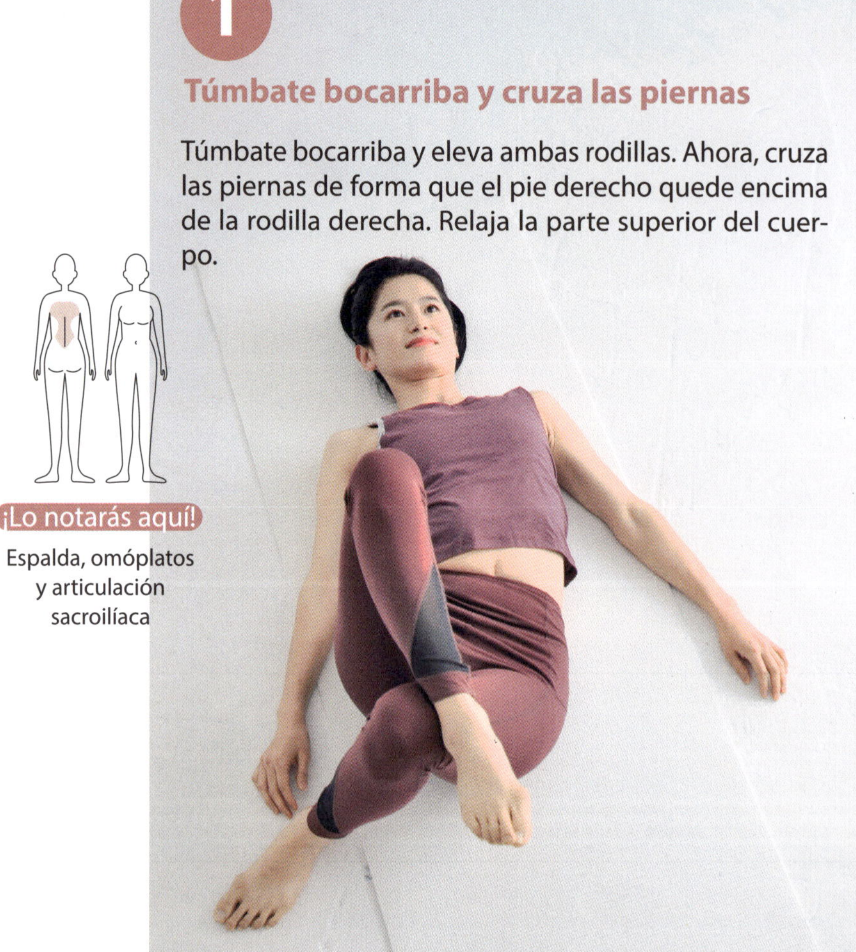

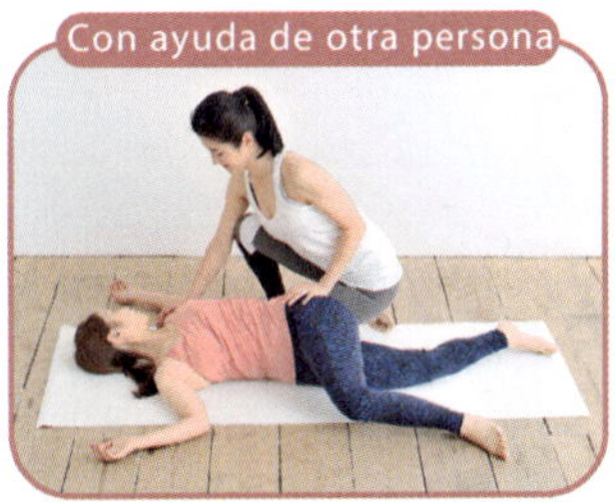

Sujetando el hombro con una mano, se gira la cadera hacia el lado opuesto para relajar la columna y los omóplatos.

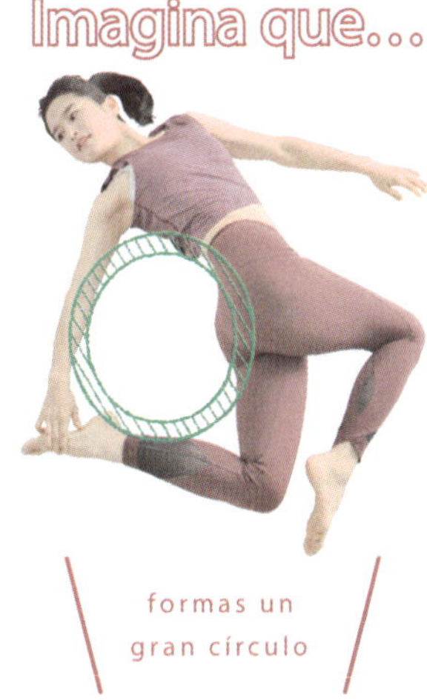

2

Lleva la parte inferior del cuerpo a la izquierda y rota la columna

Deja caer las rodillas hacia la izquierda y agárrate el pie derecho con la mano izquierda. Al exhalar, haz que la rodilla derecha toque el suelo. Mantén la posición y siente cómo la columna se retuerce y los omóplatos se acercan a la columna. Repite el proceso hacia el otro lado.

Haz entre 3 y 5 respiraciones con cada lado

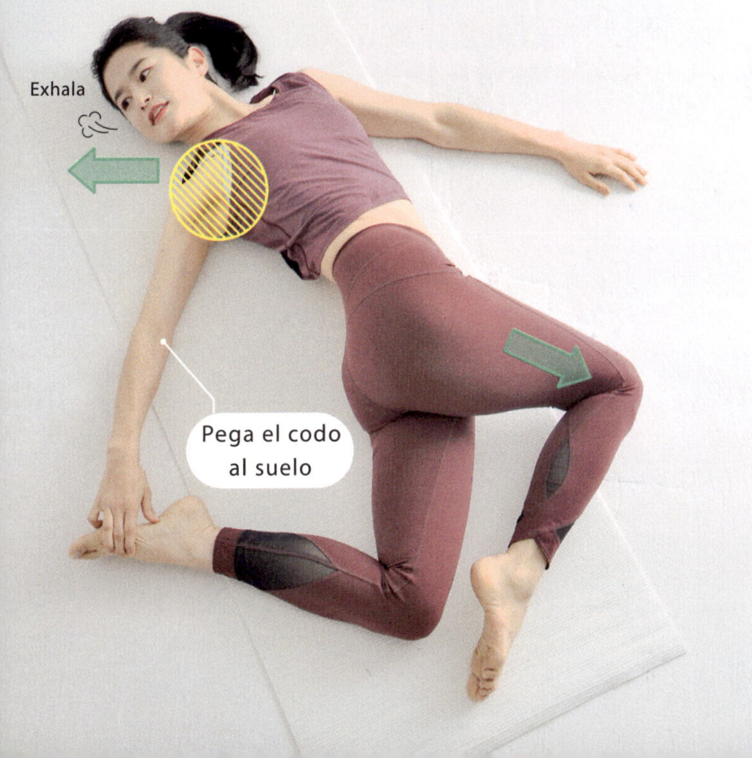

Combate la fatiga crónica

La principal causa de la fatiga son las desviaciones corporales. Cuando la carga se concentra en determinados músculos a causa de estas desviaciones, es probable que aparezca la sensación de cansancio. Puedes hacer que estas descompensaciones desaparezcan estirando todo el cuerpo con este ejercicio. Como se ve en la segunda imagen, al inclinar el cuerpo hacia un lado, como si fuera un arco, la pierna contraria se acorta; sin embargo, debes intentar que ambas piernas mantengan la misma longitud. Al estirar la articulación coxofemoral corregirás la distorsión de la pelvis y moldearás la cintura.

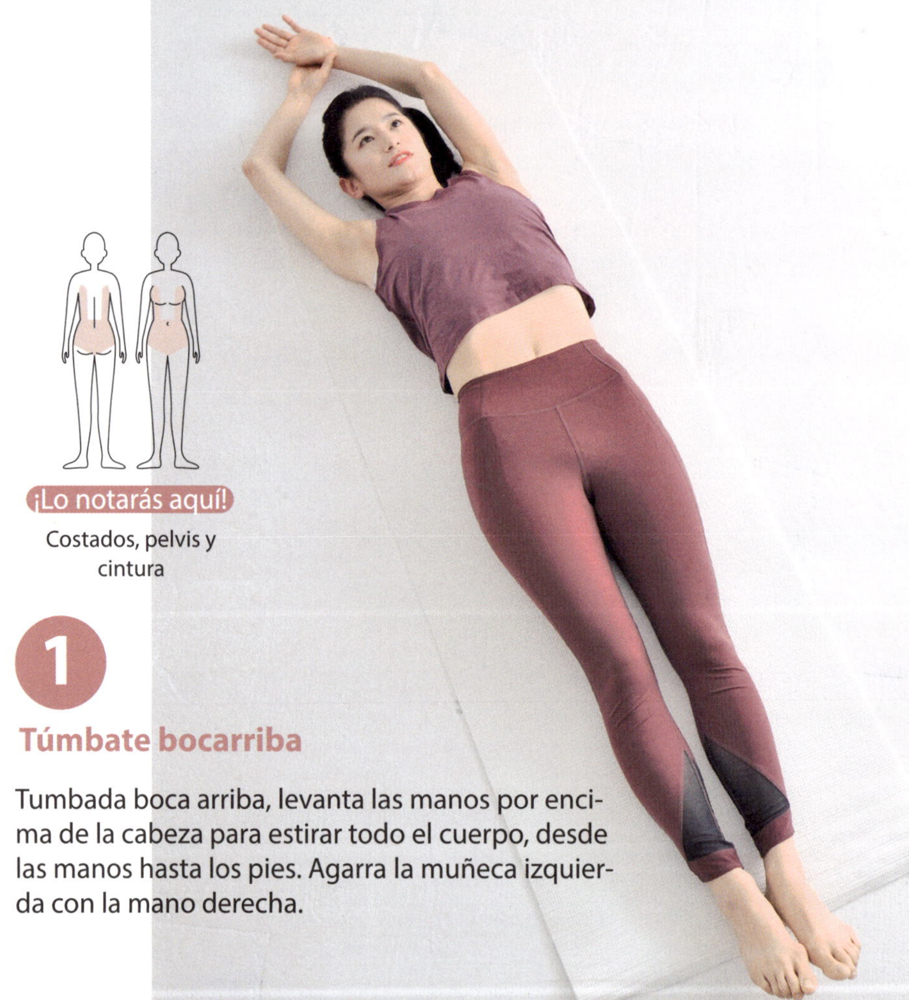

¡Lo notarás aquí!

Costados, pelvis y
cintura

1

Túmbate bocarriba

Tumbada boca arriba, levanta las manos por encima de la cabeza para estirar todo el cuerpo, desde las manos hasta los pies. Agarra la muñeca izquierda con la mano derecha.

Con ayuda de otra persona

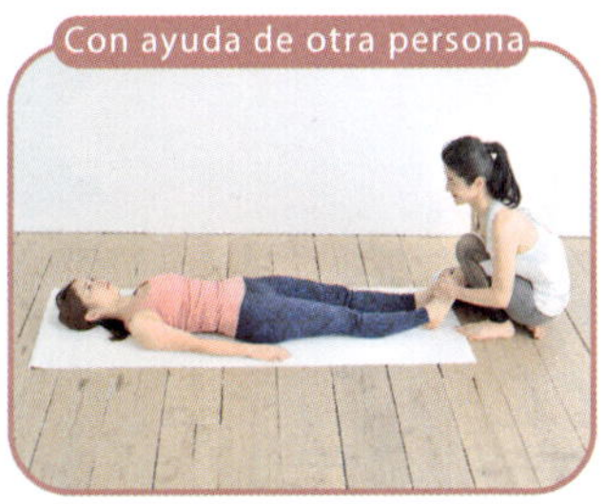

Se comprueba la longitud de ambas piernas y se tira de la pierna más corta para corregir la diferencia.

Imagina que...

estás atada al suelo por la pelvis

¡No lo hagas!

No levantes la cadera

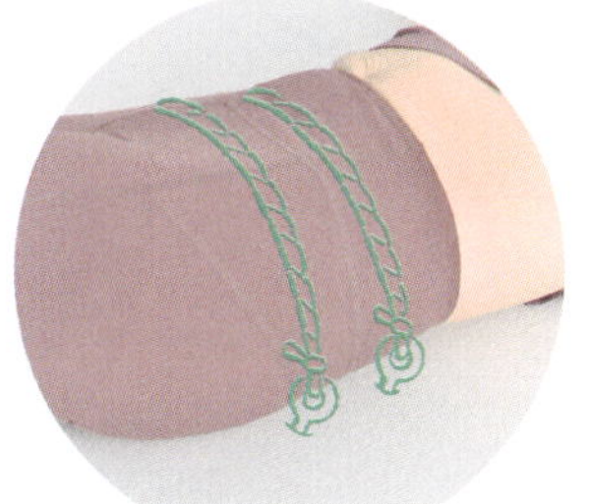

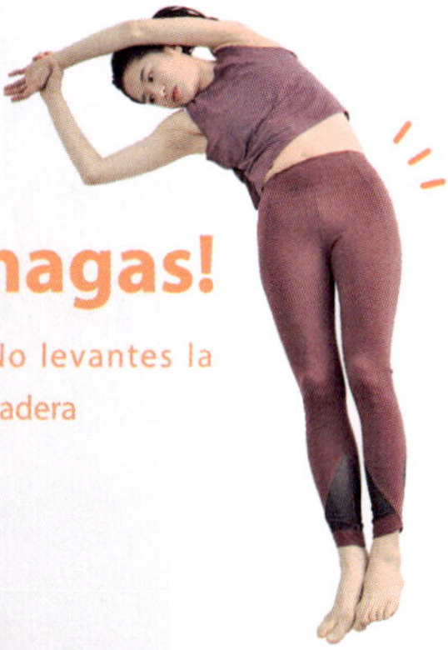

2

Dóblate como si fueras un arco

Al exhalar, curva el cuerpo hacia la derecha para formar un arco. Permanece en esa posición durante la exhalación, tratando de mantener la longitud de ambas piernas igual. Repite el proceso hacia el otro lado.

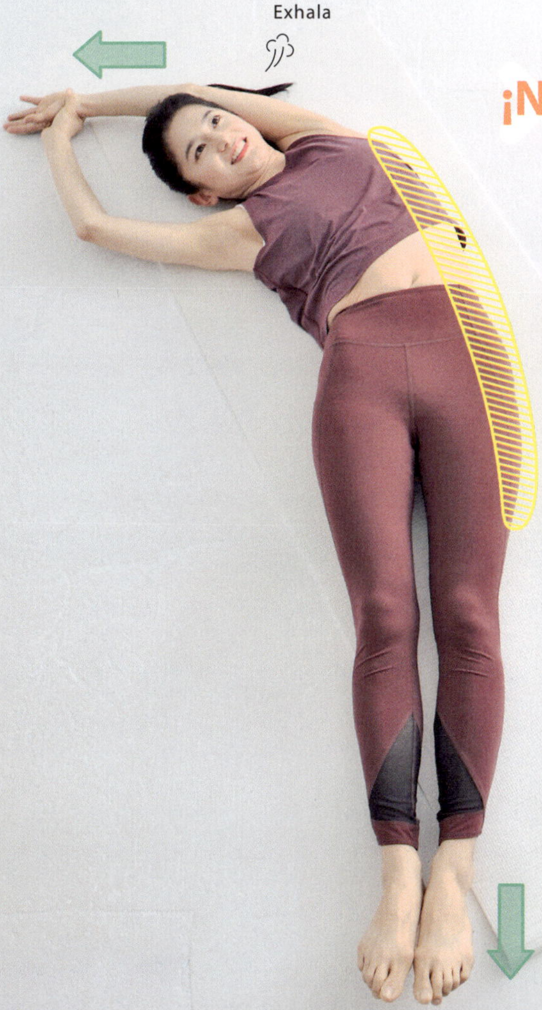

Haz entre 3 y 5 respiraciones con cada lado

Acaba con la sensación de frío

Cuando las articulaciones del pie están rígidas y los músculos no se usan correctamente, el riego sanguíneo hacia las extremidades tiende a bloquearse, lo que provoca una sensación de frío. Haciendo grandes giros con los pies movilizarás las rodillas, los tobillos y la articulación coxofemoral. En nuestro día a día, apenas realizamos movimientos que impliquen una rotación exterior de las piernas, y este ejercicio se encarga de ello. Si alguien te ayudara a hacer este estiramiento, simplemente presionaría y te rotaría los pies hacia fuera, lo que en este ejercicio se consigue imaginando que el dedo meñique es muy pesado. Tensa los glúteos para usarlos como punto de apoyo y realiza los giros sintiendo esa pesadez del dedo meñique.

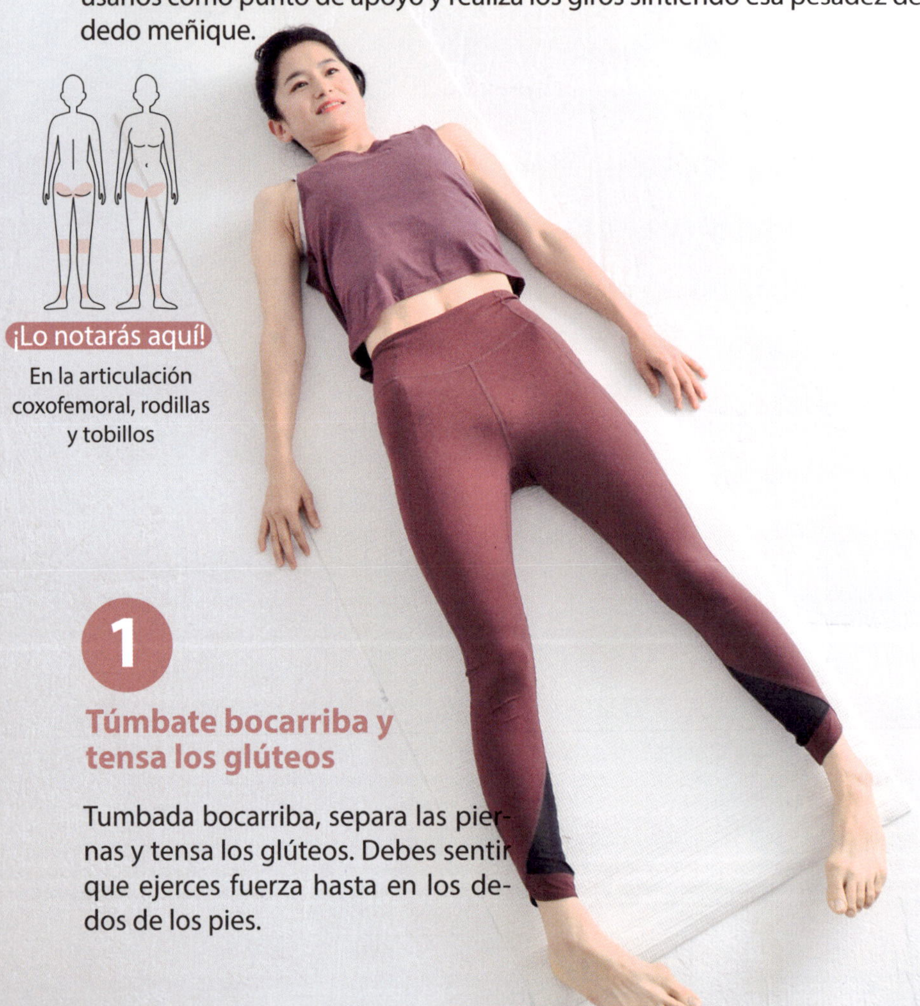

¡Lo notarás aquí!
En la articulación coxofemoral, rodillas y tobillos

1

Túmbate bocarriba y tensa los glúteos

Tumbada bocarriba, separa las piernas y tensa los glúteos. Debes sentir que ejerces fuerza hasta en los dedos de los pies.

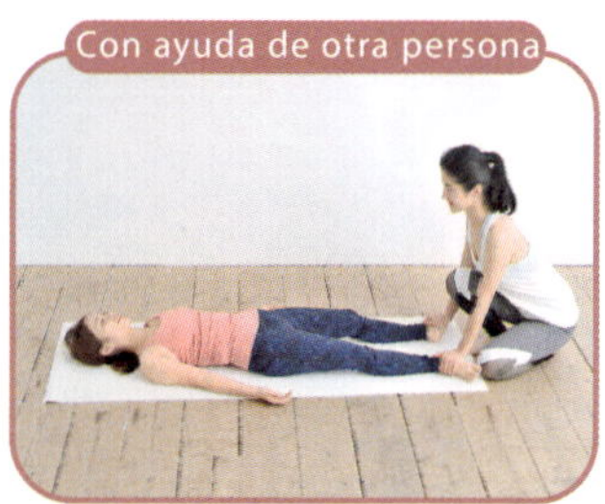

Se hacen grandes círculos hacia fuera con los pies y se presionan contra el suelo para mover la articulación coxofemoral.

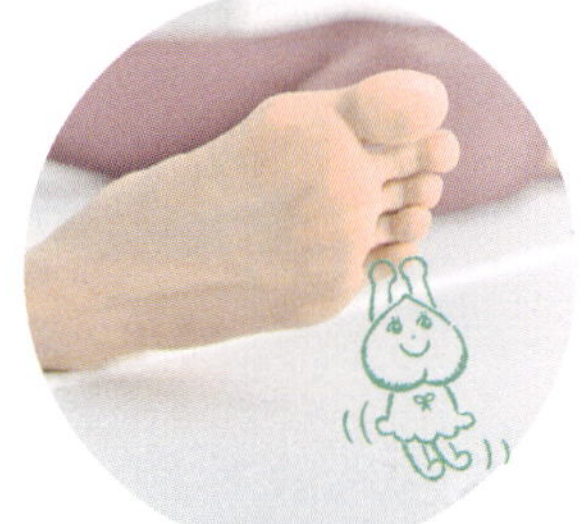

el dedo meñique
te pesa mucho

¡No lo hagas!

Evita trazar círculos pequeños

Exhala

Muévete desde la articulación coxofemoral

2

Dibuja un gran círculo con el pie

Gira lentamente el pie hacia fuera. Los tobillos y las rodillas también pueden moverse. Continúa rotándolos de dentro hacia fuera y sentirás cómo la articulación coxofemoral trabaja.

Haz entre 5 y 7 respiraciones

Caso 1

Conseguí elevar los glúteos trabajando la cadera. ¡Y perdí 12 cm de cintura!

Señora H En la treintena, empleada de una empresa

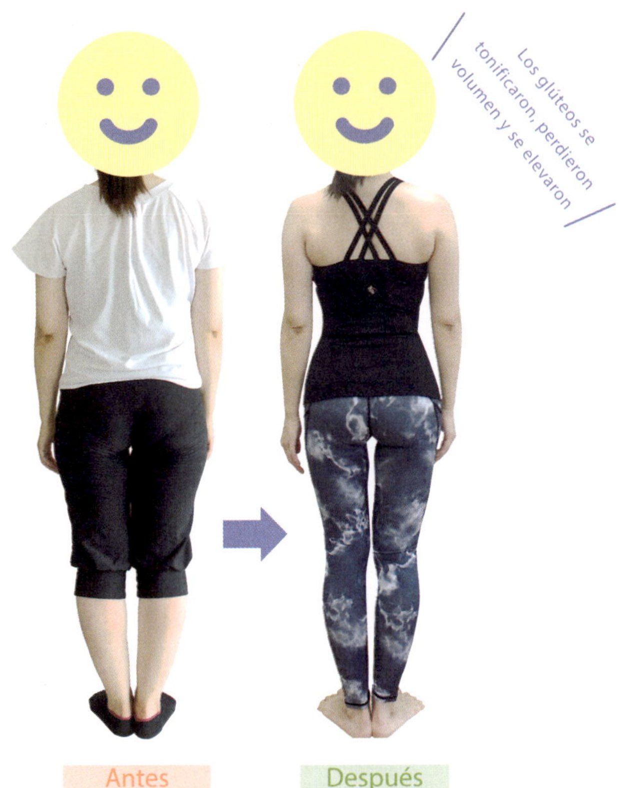

Entrenando	Resultados obtenidos por la señora H			Altura 156 cm
3 meses		Antes	Después	
Frecuéncia	Peso	64 kg ➡	52,5 kg	−11,5 kg
2 veces por semana 70 minutos por sesión	PGC*	32 % ➡	28 %	−4 %
+ Todos los días, en ratos libres, unos 20 minutos (total)	Cintura	82 cm ➡	70 cm	−12 cm
	Cadera	106 cm ➡	94 cm	−12 cm

*Porcentaje de grasa corporal

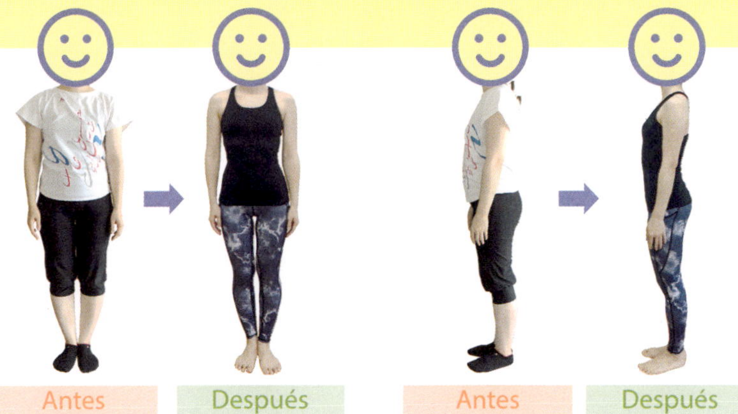

No tenía una silueta definida y solo podía ponerme faldas de la talla L, pero, al tercer mes, conseguí entrar en una S.

Al reducir la grasa en el abdomen, conseguí una cintura más femenina.

Después de dar a luz, no lograba recuperar mi peso y mi pelvis se había ensanchado tanto por el parto que ya no podía subirme los pantalones más allá de la cadera. Fue entonces cuando empecé a asistir a las clases de Naoko.

Como no estaba acostumbrada a hacer deporte, fue todo un reto para mí relajar las articulaciones coxofemorales; al principio hasta me costaba seguir las pautas para respirar. En ese momento me di cuenta de lo rígido que estaba mi cuerpo y de lo superficial que era mi respiración. A esto se sumaba que los ejercicios que hacíamos no eran lo que yo me había imaginado al escuchar «clases personales», ya que pensaba que serían más bien ejercicios de entrenamiento muscular, y no tenía muy claro si esto me ayudaría a perder peso.

Pero, en tan solo un mes, mi cuerpo empezó a cambiar. Lo primero que noté es que ya no me cansaba tanto y que ya no me dolía la espalda, por lo que podía dormir bocarriba en vez de hacia un lado. Al mirarme en el espejo del baño, también me di cuenta de que había perdido volumen en la zona del abdomen.

Poco a poco, fui capaz de realizar estiramientos que antes me resultaban imposibles y, gracias a las explicaciones de cómo trabajar cada zona, he podido aplicar esos consejos cuando hago los ejercicios para trabajar el abdomen en casa.

Antes estaba muy ocupada dedicándome a la crianza de mi bebé, pero aprendí a ver la rutina de ejercicios como un tiempo para mí misma y ahora me lo tomo todo con un poco más de calma.

Caso 2

En tan solo medio año, perdí 8 cm de cintura y 6 kg. La papada también desapareció

Harunao En su treintena, oficinista

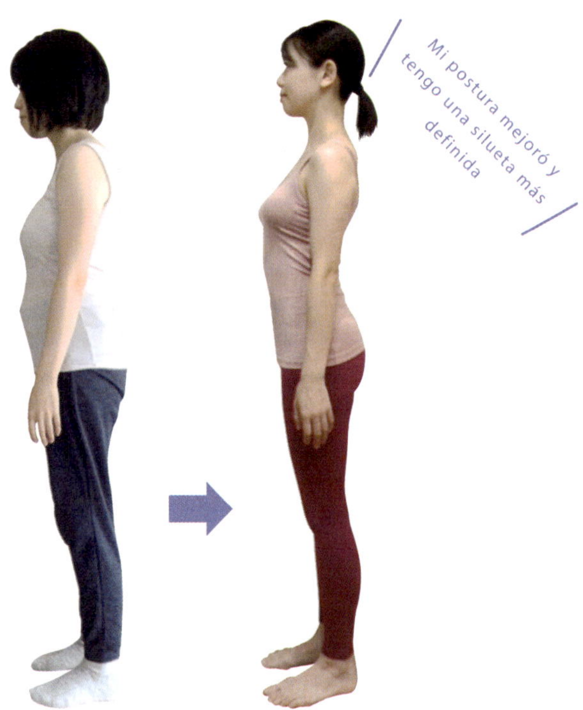

Entrenando	Resultados obtenidos por Harunao			Altura 155 cm
6 meses		Antes	Después	
Frecuencia	Peso	49 kg	43 kg	**-6 kg**
1 vez por semana o cada dos semanas 70 minutos por sesión + Unos 15-30 minutos antes de acostarse	PGC*	28%	21%	**-7 %**
	Cintura	72 cm	64 cm	**-8 cm**
	Cadera	90 cm	85 cm	**-5 cm**

*Porcentaje de grasa corporal

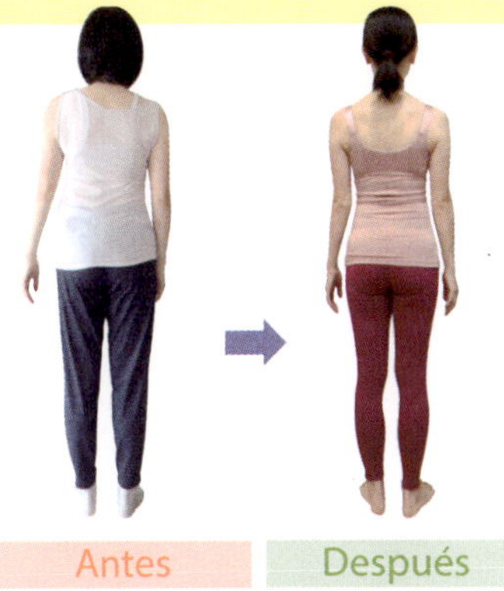

Antes Después

La desviación hacia la derecha desapareció y la línea de los hombros ahora es horizontal. La espalda ya no está encorvada.

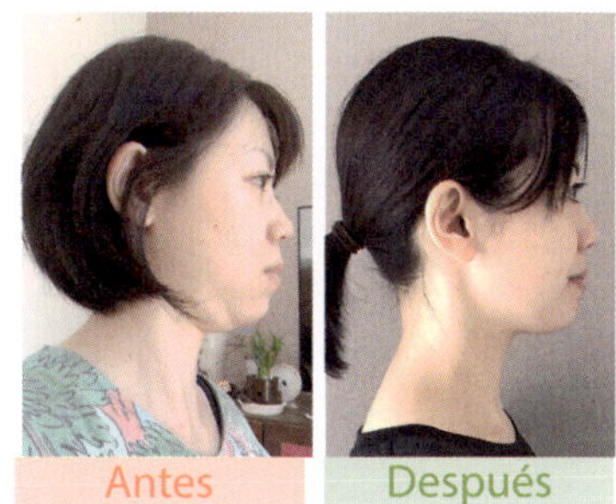

Antes Después

Trabajando los glúteos reduje grasa en el cuello a pesar de no haber hecho ejercicios específicos para ello.

Después de dar a luz a mi segundo hijo, empecé a asistir a las clases de Naoko para fortalecer la pelvis, aunque también me preocupaba que tenía una pierna 0,7 cm más alta que la otra y la desviación de mi espalda.

Al principio, mi cuerpo estaba tan rígido que no podía hacer los ejercicios y me quedaba en la posición inicial, avergonzada e inmóvil. Sin embargo, al cabo de un mes empecé a notar los primeros cambios en mi cuerpo.

Cuando tenía veinte años sufrí una hernia y, a causa de eso, empecé a tener problemas para caminar, pero, gracias a los ejercicios, pude volver a hacerlo con naturalidad. Antes también me daba miedo levantarme por las mañanas, porque me dolía la espalda, pero logré volver a moverme con facilidad.

A partir de ese momento también empecé a hacer dieta. El cambio que más me impactó fue el de la papada. Al trabajar frente al ordenador, solía estirar el cuello hacia delante, como si fuera una jirafa. Tenía algo de grasa en la zona, pero, al trabajar los glúteos, la papada desapareció.

Tras dar a luz, tuve que dejar de ponerme la ropa que quería porque mi figura parecía la de una anciana, pero ahora mi forma física es mejor incluso que antes del parto, y puedo ponerme la ropa ceñida a la cintura que siempre quise usar. Me siento mucho más alegre y positiva.

Caso 3

Después de dar a luz y en solo seis meses, logré mi cuerpo ideal y conseguir una cintura estrecha

Chami En su treintena. Entrenadora personal para la corrección pélvica

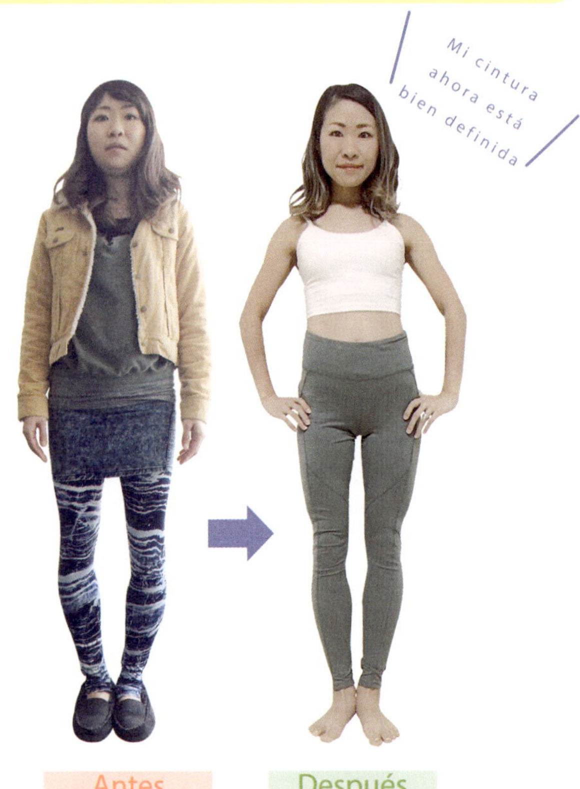

Entrenando		**Altura 159 cm**
Unos 6 meses	Resultados obtenidos por Chami	

	Antes	Después	
Peso	50 kg	43 kg	−7 kg
PGC*	25 %	19 %	−6 %

Frecuencia
2 veces a la semana, 70 minutos por sesión

Da igual cuanto coma, ahora le cuesta engordar. También logró, sin apenas esfuerzo, mejorar sus rodillas varas, con las que antes no podía juntar las piernas.

*Porcentaje de grasa corporal

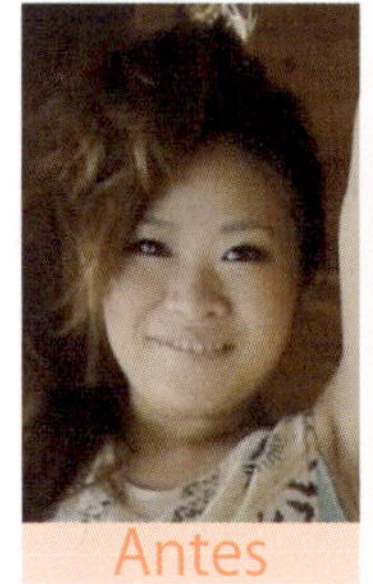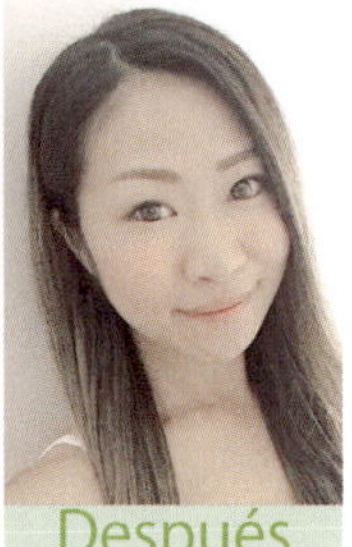

Reduje grasa en el cuello y la línea de la mandíbula se ve más definida. El rostro se ve también más pequeño.

Después de dar a luz, pesaba 60 kg, unos 17 kg por encima de mi peso ideal. Conseguí perder peso, hasta llegar a los 50 kg, durante la lactancia, limitando la ingesta de alimentos, pero a partir de ahí no conseguía perder nada y engordaba cada gramo que comía. Sabía que tenía que hacer algo al respecto, así que empecé a ir a las clases de Naoko.

A diferencia de las clases de yoga y de entrenamiento muscular a las que había asistido antes, las de Naoko eran diferentes en el sentido de que, en lugar de mover todo el cuerpo, realizábamos pocos movimientos y muy específicos. Al eliminar los movimientos innecesarios, queda más claro qué estás haciendo y qué zona estás trabajando. Además, aunque no es un ejercicio aeróbico como salir a correr, sentía que utilizaba adecuadamente cada músculo de mi cuerpo.

Cuando empecé a entender cómo utilizar el cuerpo, salieron a la luz mis defectos, como que cargaba peso sobre la parte derecha. Empecé a ser más consciente de que debía mantener el eje del cuerpo centrado, no solo durante las clases, sino también en mi día a día, y fue entonces cuando mi cuerpo empezó a cambiar. Superé la barrera de los 50 kg y alcancé mi peso ideal; ya no engordaba cuando comía.

Para mí, lo mejor de los estiramientos para glúteos es que los resultados son visibles enseguida y que puedes seguir ajustando la cadera por tu cuenta.

Caso 4

La grasa persistente en los muslos desapareció y las piernas están rectas y tonificadas

Sra. I. En su treintena, entrenadora personal para la corrección pélvica.

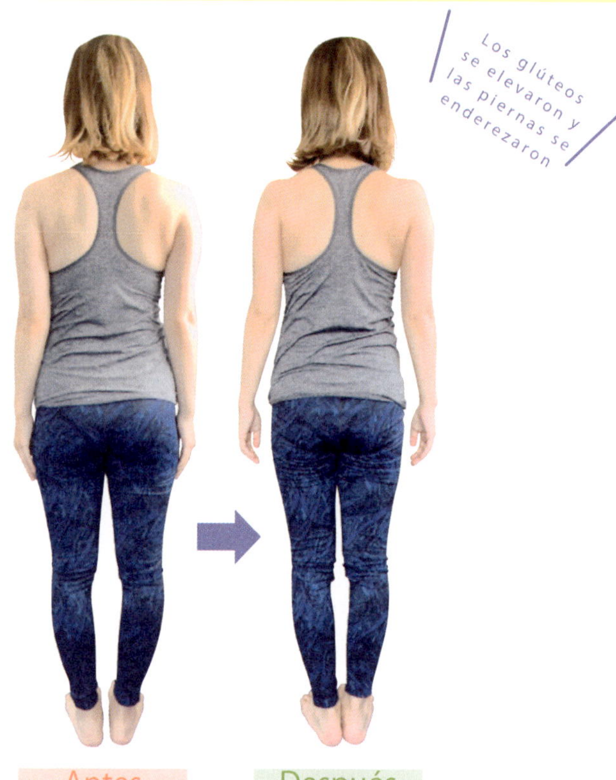

Entrenando
Unos 6 meses

Frecuencia
1 vez a la semana,
70 minutos por sesión
+
5 minutos todos los días
antes de ir a dormir

Resultados obtenidos por la señora I

Altura 152cm

	Antes		Después	
Peso	48 kg	➡	46 kg	−2 kg
PGC*	29 %	➡	23 %	−6 %

Al corregir las piernas arqueadas, el tren inferior queda más estilizado. Los músculos son más potentes y resistentes al cansancio.

*Porcentaje de grasa corporal

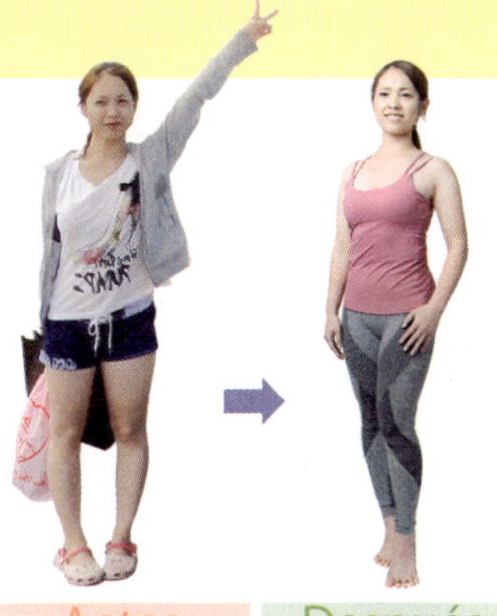
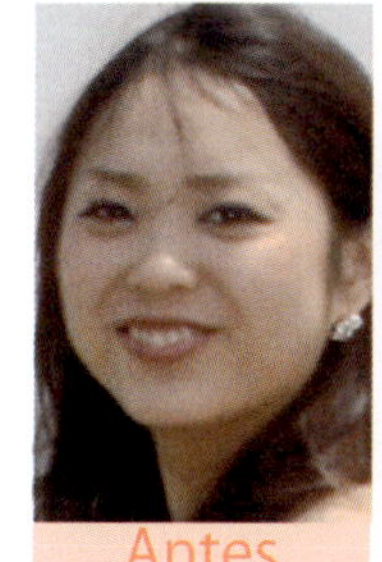
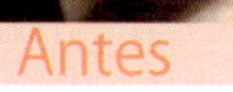
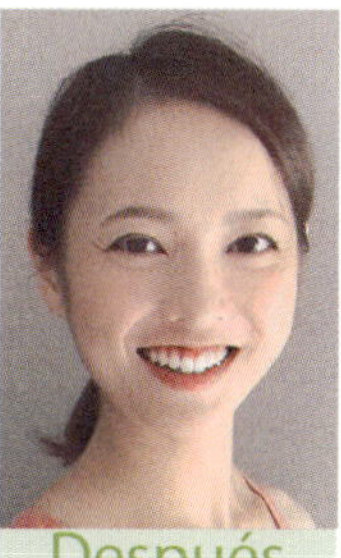

Mi aspecto cambió tanto que todos mis conocidos se sorprendieron, porque pensaron que era una persona completamente diferente.

He perdido 12 kg con respecto a mi peso más alto. Ya no tengo miedo de comer lo que me apetezca.

En mi época de estudiante estaba algo rellenita y probé a restringir lo que comía, salir a correr, ir al gimnasio… Pero todo lo que intenté acabó siendo un fracaso.

Cuando estaba embarazada, perdí peso porque no podía comer debido a las náuseas matutinas, pero también comencé a quedarme sin fuerzas, me pasaba durmiendo todo el día. Después del parto, pesaba un poco más de 40 kg, pero mi porcentaje de grasa corporal era casi del 30 %, me cansaba con facilidad y me sentía agotada con tan solo estar de pie. También me preocupaba que mis piernas parecieran más voluminosas por mis terribles rodillas varas.

Naoko me explicó que la razón por la que mis piernas tenían ese aspecto era por la tensión que generaba en la parte externa de los muslos, y que era importante relajarlos para que las piernas se estilizaran.

Al cabo de un mes, empecé a ver los efectos de los ejercicios. Antes solía estar estreñida y evacuaba una vez cada tres o cuatro días, pero ahora voy al baño todos los días. También puedo usar faldas de la talla S, que antes apenas lograba abrochar, e incluso puedo meter una mano por la cinturilla una vez abotonada.

Cuando relajo los glúteos, siento cómo las articulaciones coxofemorales se expanden. Me reconforta notar esto, porque gracias a ello sé que puedo realizar los ejercicios por mi cuenta con total tranquilidad.

Caso 5

¡Perdí 10 cm de cintura y mi vientre está plano! También corregí la espalda encorvada y ya no sufro de rigidez en los hombros

Sra. G. Y. En la cuarentena, ama de casa

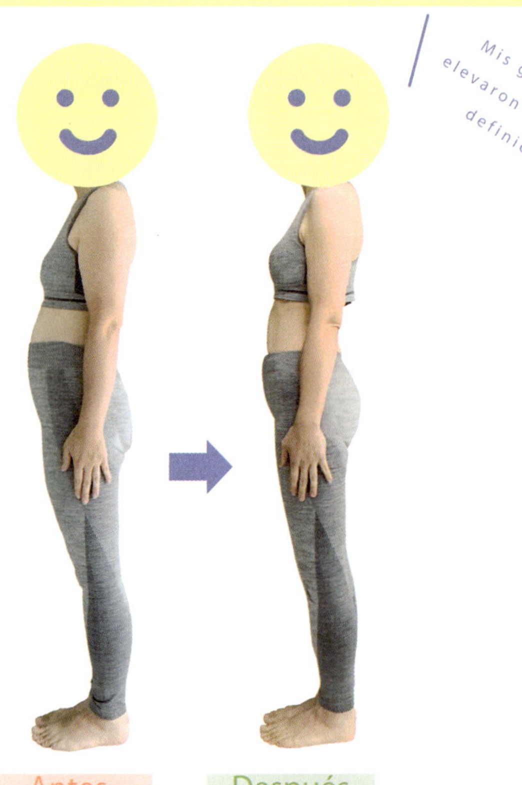

Entrenando				Altura 158 cm
3 meses	Resultados obtenidos por la señora G. Y.			
		Antes	Después	
Frecuencia	Peso	56 kg	50 kg	-6 kg
1 o 2 veces a la semana, 70 minutos por sesión + Todos los días en sus ratos libres, unos 15 minutos (total)	PGC*	28%	24%	-4%
	Cintura	75 cm	65 cm	-10 cm
	Cadera	95 cm	86 cm	-9 cm

*Porcentaje de grasa corporal

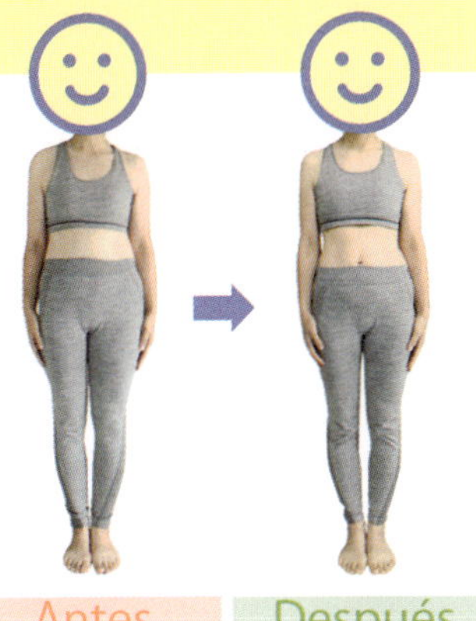

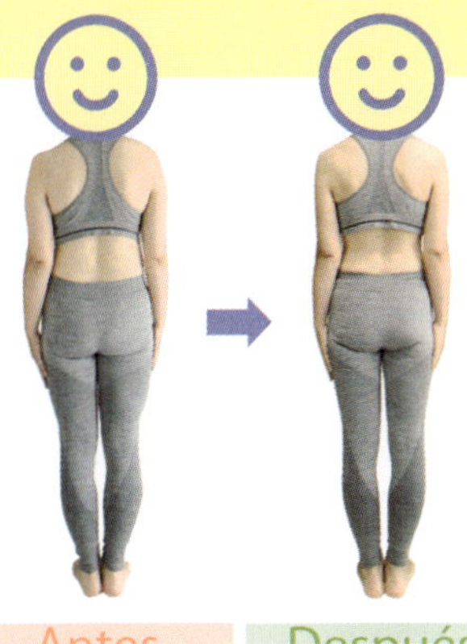

Estoy contenta con mi cintura, que ahora está más marcada. Puedo usar toda la ropa ajustada que antes evitaba.

He eliminado la grasa de la espalda. Ahora tengo más confianza en mí misma porque mi cuerpo se ve bien también por detrás.

Cada vez que intentaba perder peso, comía menos y me pasaba el día en la piscina, pero acababa frustrada porque no conseguía adelgazar, por mucho que lo intentara. Después de dar a luz a mi segundo hijo, acudí a Naoko para que me ayudara a fortalecer la pelvis. No quería adelgazar drásticamente, me conformaba con perder solo algo de peso.

Cuando empecé a asistir a sus clases, sufría de rigidez en los hombros, que, según me dijo Naoko, se debía a una mala postura: la espalda encorvada hacía que proyectara el cuello hacia delante y que mis articulaciones coxofemorales estuvieran rígidas.

Durante las diez primeras sesiones, y a pesar de que entendía las instrucciones de Naoko, me sentía frustrada porque no lograba que mi cuerpo las siguiera, pero poco a poco fui capaz de incrementar las repeticiones y mejorar mi equilibrio. Pensaba que era normal que mi trasero se expandiera sobre la silla cuando me sentaba, pero, con los ejercicios, observé que mis glúteos perdían volumen paulatinamente. Al cabo de tres meses de clases, había reducido glúteos y 10 cm en la zona de la cintura. También corregí la espalda encorvada y reduje la rigidez en los hombros.

Incluso después de las clases, he podido mantener la silueta sin sufrir ningún efecto rebote.

Masaje anticelulítico

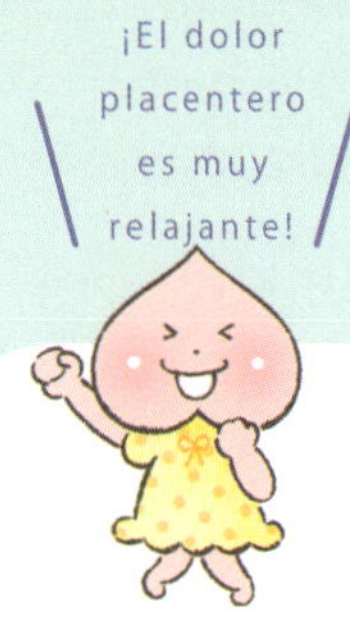

Masaje anticelulítico para glúteos

Coloca una pelota de tenis bajo el glúteo derecho y, apoyando las manos en el suelo, siéntate sobre ella. Masajea la zona haciendo rodar la pelota con un suave balanceo hacia delante y hacia detrás con todo el cuerpo. Hazlo durante treinta segundos y, luego, repite lo mismo con el otro lado.

También puedes hacerlo así

Si no tienes una pelota de tenis, puedes presionar el glúteo contra el suelo y masajearlo usando tu propio peso.

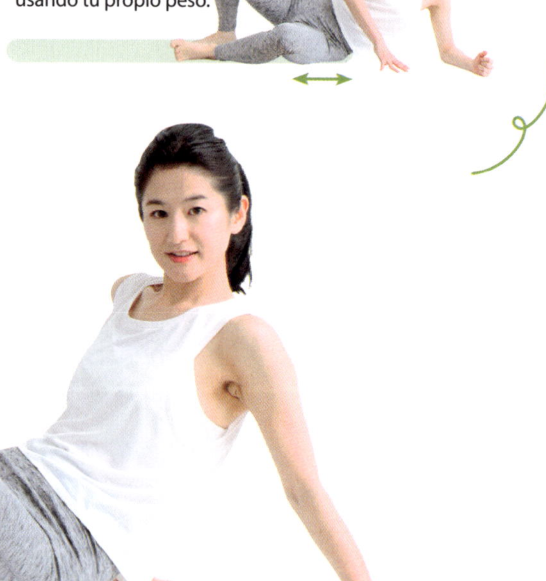

La celulitis se manifiesta en forma de hoyuelos que aparecen en la superficie de la piel, como en muslos y glúteos, y su origen se encuentra en el aumento de volumen de los adipocitos, o células grasas. A medida que estos aumentan de tamaño, ejercen presión sobre los vasos sanguíneos y linfáticos circundantes, lo que provoca la acumulación de productos de desecho que deberían drenarse por el sistema linfático y el aumento de la sensación de frío por la mala circulación sanguínea. Con el tiempo, la piel de naranja se hace visible y llamativa con estos característicos hoyuelos.

Es difícil deshacerse de la celulitis si solo trabajas los glúteos, de la misma manera que cuesta notar los resultados de la rutina cuando se tiene celulitis, por lo que es importante empezar por reducirla. Te recomiendo que hagas esto después de cada baño.

Reduce la celulitis en muslos

Coloca una pelota de tenis bajo el muslo izquierdo, túmbate sobre ella y extiende la pierna izquierda. Apoya ambas manos en el suelo para estabilizar el cuerpo y haz rodar la pelota balanceándote hacia delante y hacia detrás. Busca un punto en el que sientas una sensación agradable de dolor y céntrate en él durante treinta segundos. Luego, haz lo mismo con la otra pierna.

También puedes hacerlo así

Siéntate con las rodillas dobladas y masajea frotando suavemente con los nudillos, centrándote en aquellas zonas con celulitis.

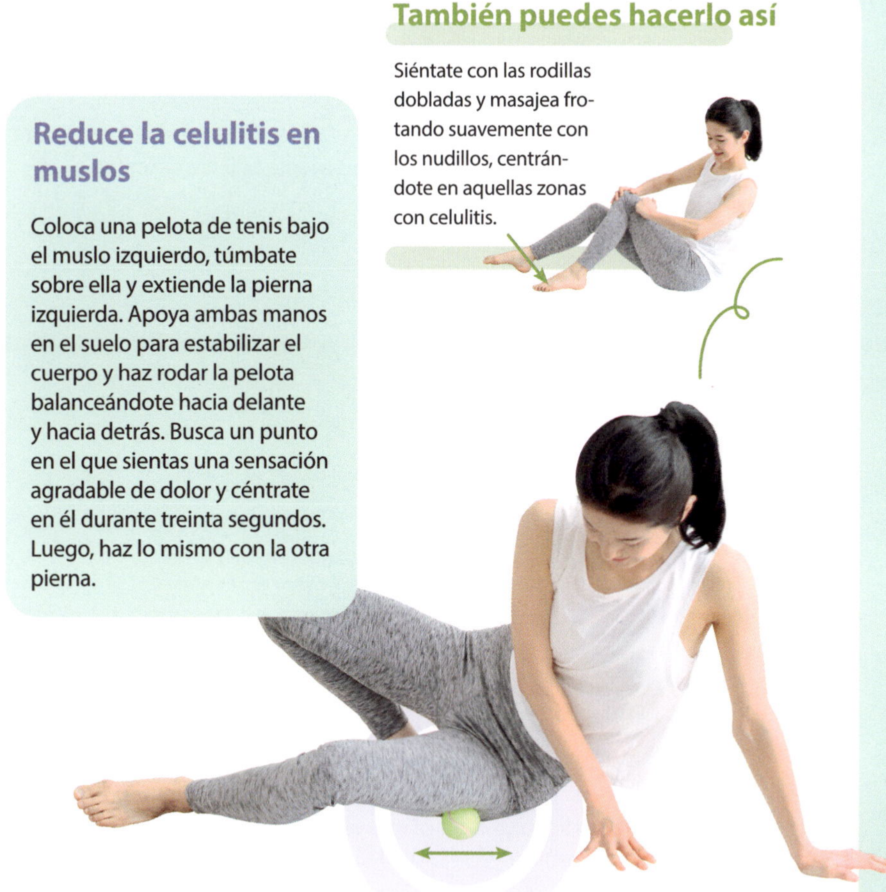

Rejuvenece desde el interior siguiendo un ayuno intermitente

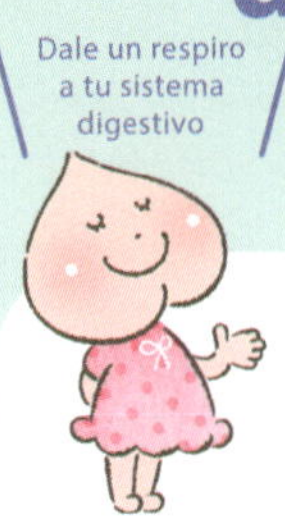

Cuando sientas hambre, no comas nada hasta pasados treinta minutos

La hormona del crecimiento se convierte en la «hormona de la juventud» cuando alcanzamos la edad adulta, y tienes la oportunidad de segregarla cuando sientes hambre. Cuando esto ocurra, intenta aguantar sin comer nada durante treinta minutos, pero no te obligues a esperar más, o los niveles de azúcar en sangre bajarán demasiado.

Come bien y cena ligero

Si te acuestas con el estómago lleno, el sistema digestivo seguirá trabajando mientras duermes. Desayuna batidos, ensaladas, frutas y verduras frescas, haz una buena comida y cena pronto y ligero.

No picotees entre horas

Cuando picoteas, no dejas que el estómago descanse. Debes evitar la costumbre de comer algo nada más llegar a casa o a mediodía solo porque sí. Come únicamente cuando tengas hambre.

Si a la rutina de ejercicios de glúteos le sumas unas pautas de alimentación, notarás los resultados mucho más rápido.

Mi recomendación es que hagas ayuno intermitente. Esta técnica dietética consiste en aguantar más tiempo con el estómago vacío para así liberar hormonas del crecimiento y rejuvenecer el cuerpo. Al dejar que el estómago y los intestinos descansen durante el tiempo de ayuno, previenes el envejecimiento de los órganos.

No es necesario que hagas ayuno durante días y pases hambre. Lo importante es que no comas en exceso y aguantes treinta minutos cuando comiences a sentir el hambre. Además, cuanto más mastiques la comida, más ayudarás a la digestión y a reducir el trabajo del estómago.

Los niveles de azúcar deben rondar el 50-55 %

Una dieta equilibrada debe estar compuesta por un 50-55 % de carbohidratos, un 22,5-25 % de grasas y otro 22,5-25 % de proteínas. Evita que haya carbohidratos en las tres comidas principales del día, como ocurriría si tomaras una tostada en el desayuno, ramen en la comida y pasta para la cena.

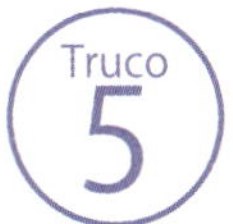

Mastica treinta veces cada bocado

El trabajo del estómago e intestinos se reduce si los alimentos llegan masticados en pequeñas porciones. Otro beneficio de masticar bien los alimentos es que se segrega saliva y se estimula la parte del cerebro encargada de regular la saciedad, lo que aumenta la sensación de satisfacción.

Bebe agua templada y caliente con frecuencia

Beber agua estimula el sistema nervioso simpático y aumenta el metabolismo energético. Al igual que si lavas los platos con agua caliente el aceite se elimina mejor, el agua caliente ayuda a disolver la grasa, así que te recomiendo beber agua templada o caliente en vez de agua fría.

Preguntas frecuentes sobre los ejercicios para glúteos

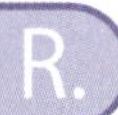

P. No consigo hacer las poses que salen en las fotos

R. No importa, siempre y cuando trabajes la zona adecuada

Dependiendo de la rigidez de tus articulaciones y de la fuerza de los músculos, puede que no consigas hacer exactamente la misma postura. No te preocupes si no eres capaz de llevar las piernas o los brazos a la misma posición, lo importante es que sientas que estás trabajando las zonas indicadas en las imágenes.

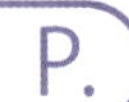
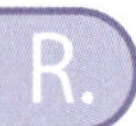

P. ¿Qué ejercicios debo hacer?

R. Haz los ejercicios básicos y añade los que te vengan mejor

Los cuatro ejercicios básicos están pensados para trabajar los glúteos de diferentes formas. Te recomiendo que añadas a esos ejercicios alguno de los que encontrarás a partir de la página 64 para conseguir algún resultado específico, como reducir o mejorar el malestar de una zona concreta.

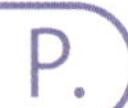
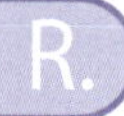

P. No creo que esté funcionando…

R. Comprueba de nuevo si lo estás haciendo bien

Para notar los cambios en los glúteos, tienes que tirar en dirección contraria a la que estiras. Quizá no estés haciendo la fuerza necesaria. Es importante que sigas los consejos que te proporciono, como presionar el suelo con la rodilla, etc.

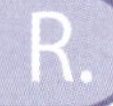

P. ¿Cada cuánto debo hacer los ejercicios?

R. Intenta hacer un poco todos los días

Como estos ejercicios para glúteos no son parte de un entrenamiento muscular que fuerce los músculos, puedes realizarlos todos los días. Cuanto más consciente seas de tu cadera, más rápido verás los resultados. Convierte los ejercicios en una rutina que disfrutes a diario.

P. ¿Debo evitar hacer los ejercicios en algún momento?

R. Sí, evita hacerlos después de comer o si sientes dolor

Justo después de comer, tu cuerpo está haciendo la digestión, así que es mejor que descanses un poco. Si sientes mucho dolor, como en la espalda, o rigidez de hombros, puede que se deba a que estás realizando movimientos compensatorios. Ajusta el entrenamiento haciendo descansos o aligerando la carga.

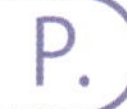
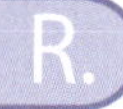

P. ¿Puedo hacer los ejercicios mientras hago otra cosa?

R. Una vez hayas pillado el truco, sin problema

Lo ideal es que te concentres en los puntos que trabajas y en la fuerza que haces, porque así resulta más sencillo, pero, una vez te hayas acostumbrado a los ejercicios, puedes realizarlos mientras haces otra cosa, como ver la televisión, o mientras los niños duermen.

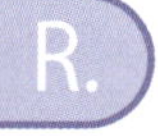

Capítulo

4

Trabajar los glúteos
es una forma estupenda
de perder peso
rápidamente

Glúteos

Abdomen

Tren inferior

Rutina

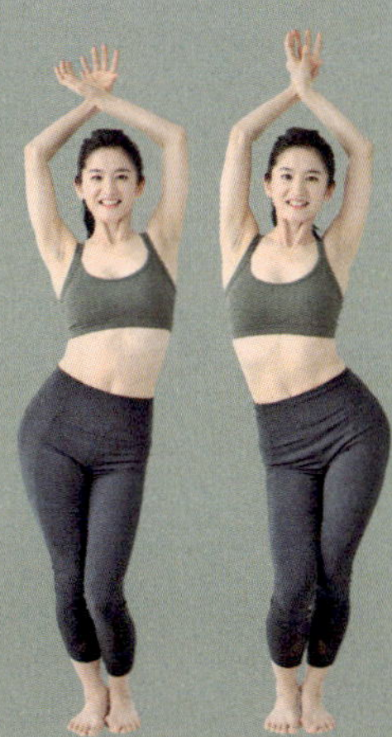

Camina sobre los glúteos

Cómo hacerlo

Siéntate con ambas piernas estiradas hacia delante y las rodillas ligeramente flexionadas. Luego, baja el tren inferior tanto como puedas y camina hacia atrás usando los glúteos, sin dejar de intentar bajar el torso.

Durante 30 segundos

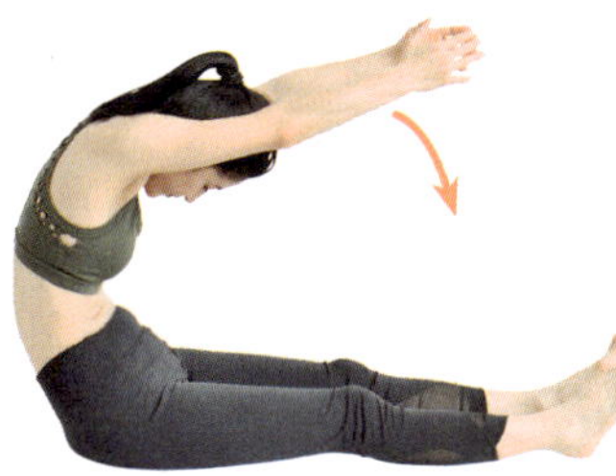

¡No lo hagas!

Si solo inclinas la cabeza como en la imagen, conseguirás el efecto contrario

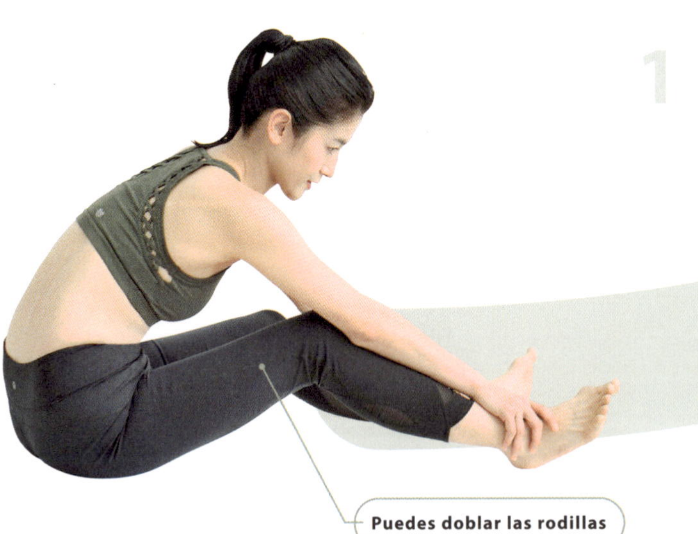

1

Puedes doblar las rodillas

El objetivo de inclinarte hacia delante es conseguir que la zona pélvica se mueva con mayor libertad.

Sentarse con las piernas estiradas y solo inclinar la cabeza hacia delante es contraproducente, porque la cadera se inclina hacia detrás y se queda rígida.

Al caminar hacia detrás con los glúteos podrás inclinarte hacia delante sin problemas.

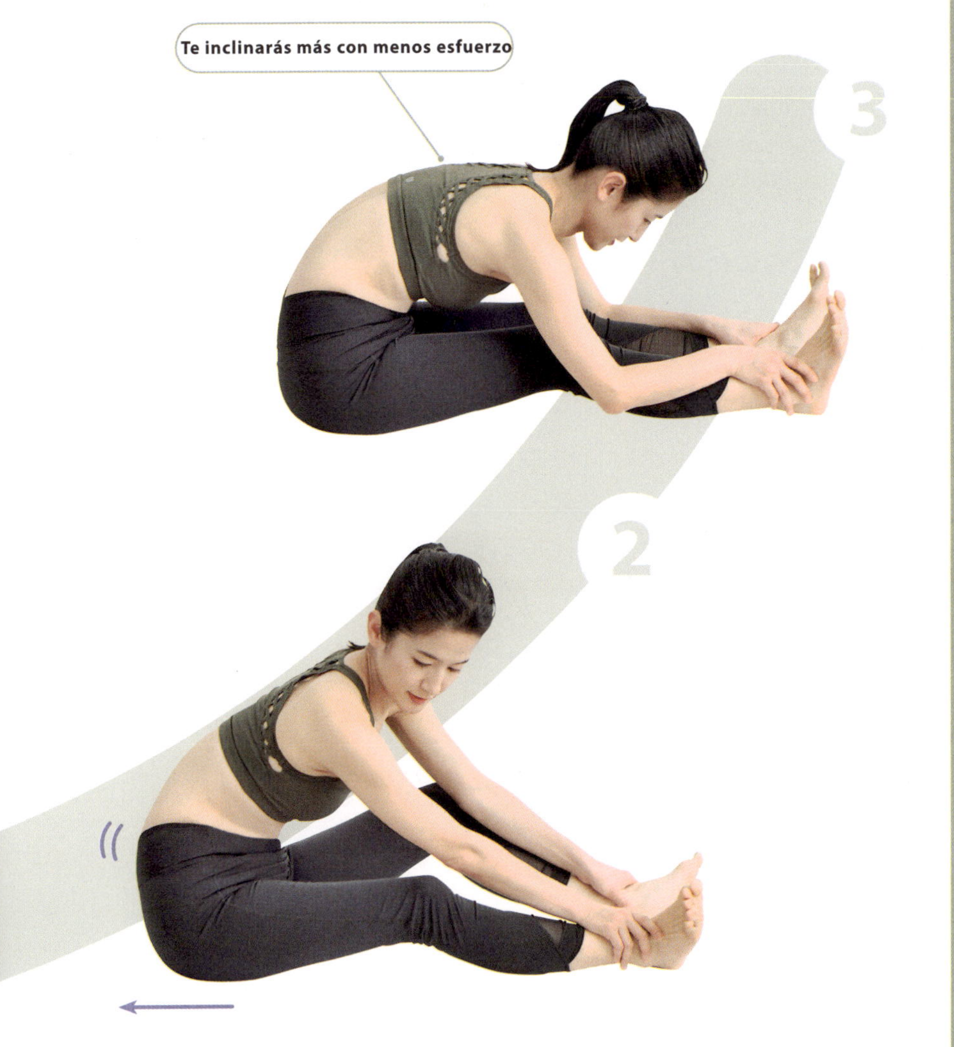

Rotación de cadera con las piernas flexionadas

Cómo hacerlo

Túmbate en el suelo con los brazos apoyados en el suelo y los codos doblados. Flexiona también las rodillas y elévalas. Muévelas lentamente hacia la derecha y regresa al punto de partida para llevarlas a la izquierda y, de nuevo, al punto de partida. No te sirvas del impulso de las piernas para realizar el ejercicio; al exhalar, usa la fuerza del abdomen para trabajar desde la columna.

Haz 10 series (1 serie = derecha + izquierda)

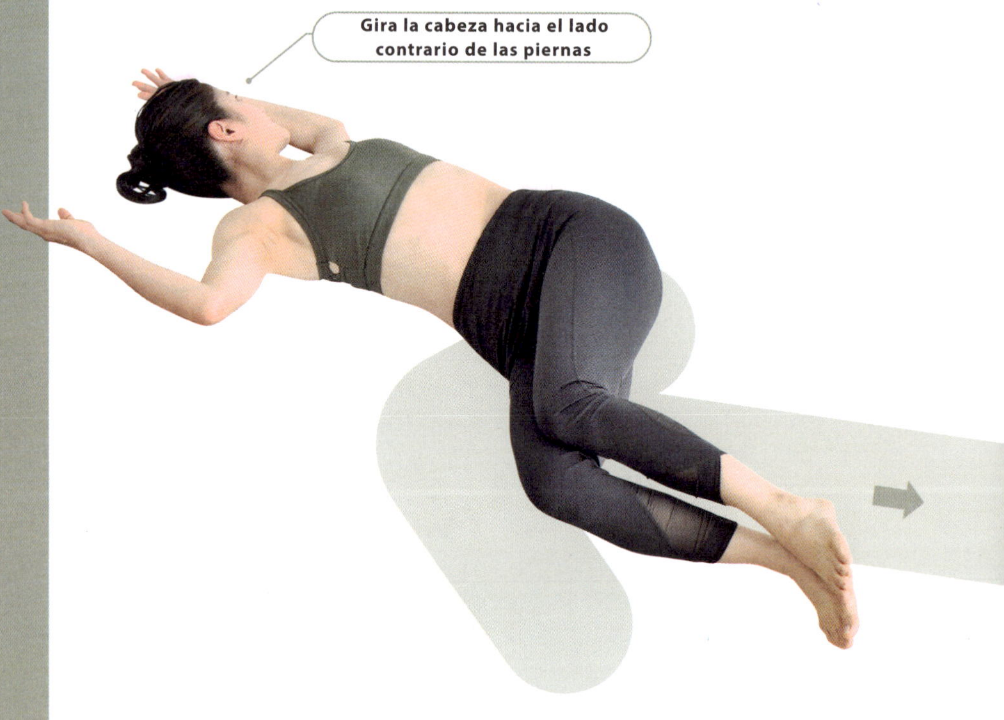

Los ejercicios para abdominales que requieren elevar el cuerpo mientras se mantienen las piernas fijas generalmente provocan movimientos compensatorios en los que solo se implican los músculos externos. Este ejercicio es una buena forma de estimular los músculos internos, pues te ayuda a ser consciente del movimiento que se produce desde la columna vertebral.

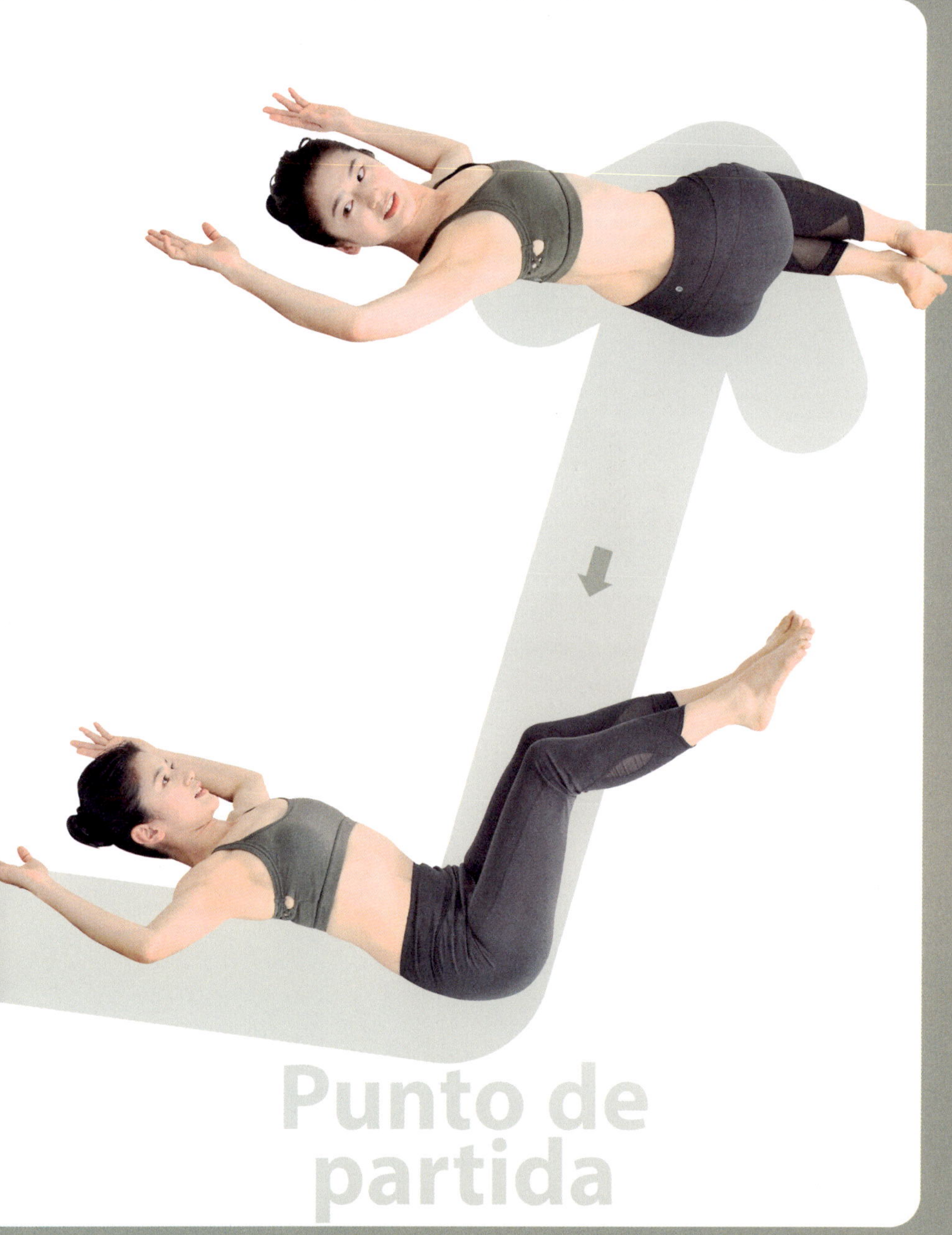

Punto de partida

Sentadillas contra la pared

Cómo hacerlo

Colócate de espaldas a una pared con las piernas separadas, de forma que los glúteos toquen la pared. Manteniéndote en contacto con la pared, flexiona poco a poco las rodillas e inclina el tronco hacia delante. Luego, regresa a la posición inicial. Usa siempre la misma fuerza para empujar la pared en vez de dejar simplemente caer tu peso hacia delante.

Aguanta 30 segundos

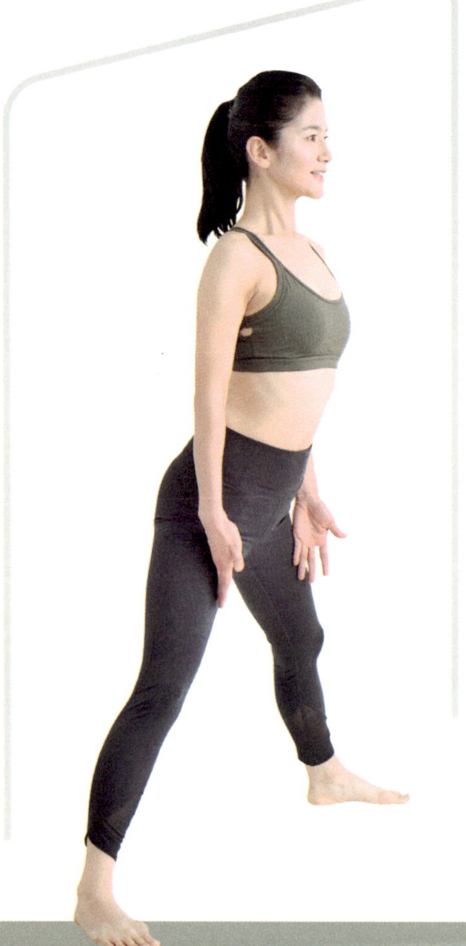

Las sentadillas son un buen ejercicio con el que fortalecer las piernas, pero con ellas se tiende a trabajar en exceso la parte delantera de los muslos.

Si haces las sentadillas empujando la pared, activarás los glúteos, la parte posterior de la pierna y los abdominales.

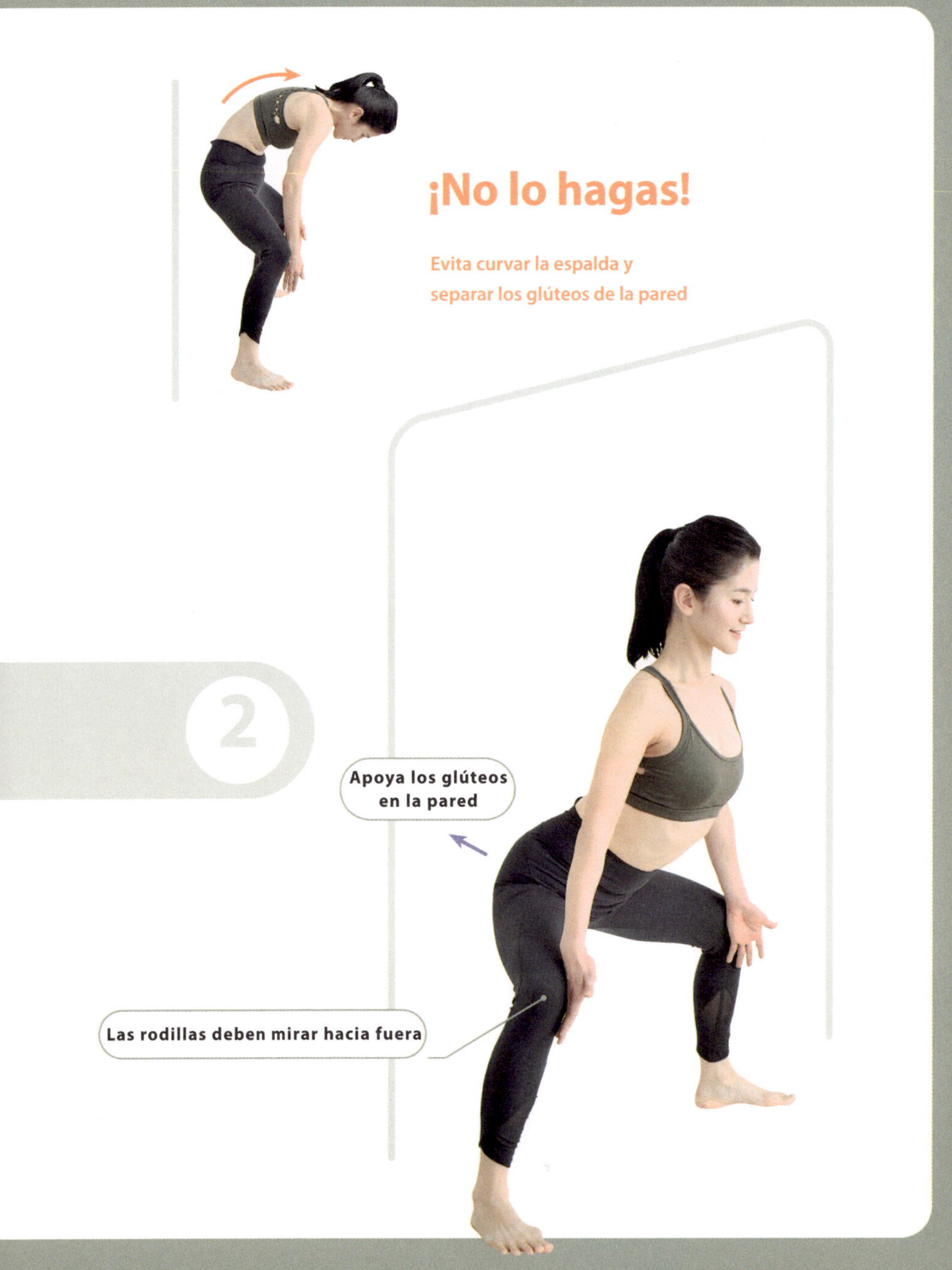

Elevación lateral con rodilla flexionada

Este ejercicio para piernas usa la articulación coxofemoral como punto de apoyo. Si llevas el centro de gravedad hacia delante, te resultará difícil mover la articulación, por lo que debes mantenerte estable ayudándote de la pared.

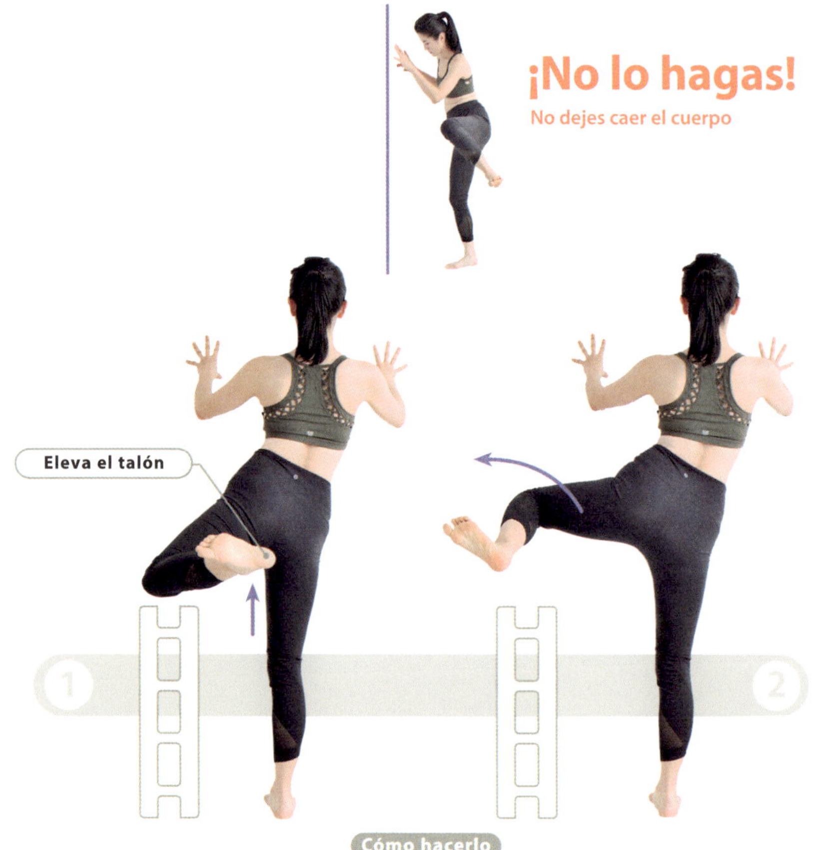

Ponte frente a la pared, apoya las manos en ella y levanta la pierna izquierda con la rodilla flexionada hacia el lateral. No te preocupes si no la levantas mucho; lo importante es que el talón quede alto. Imagina que bajo la pierna hay un bloque que debes evitar, moviendo la pierna hacia delante y hacia detrás. Repite lo mismo con la otra pierna.

Haz 10 repeticiones a ambos lados

Giro de pierna por el suelo

Estimulando los abdominales con los giros se consigue tonificar el vientre y acentuar la cintura. Este ejercicio además ayuda a elevar la cadera.

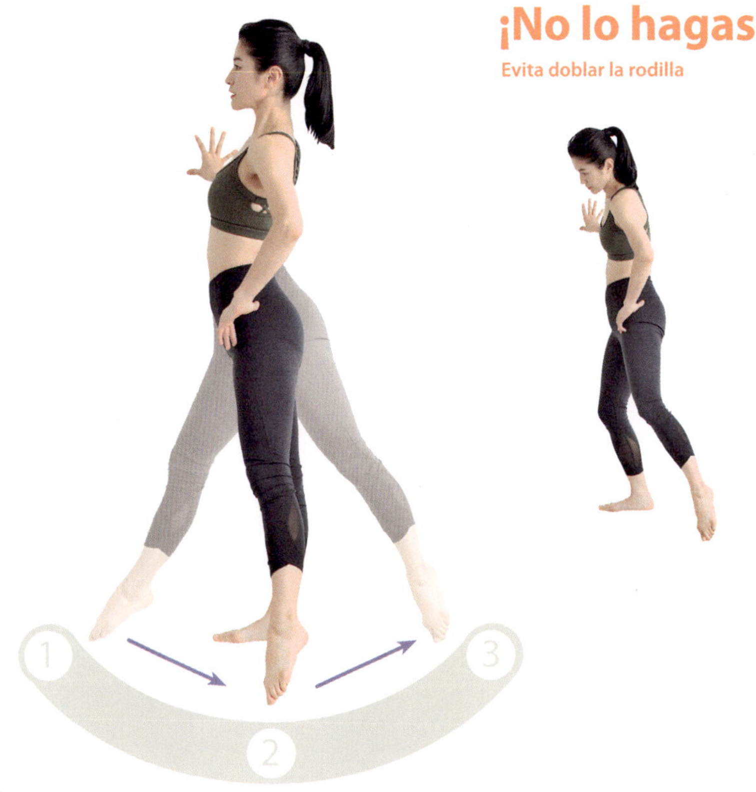

Cómo hacerlo

Colócate de pie con la mano derecha apoyada en la pared. Extiende la pierna izquierda hacia delante y traza un semicírculo para llevarla hacia atrás. Mantén los dedos de los pies en contacto con el suelo. Repite lo mismo con la otra pierna.

Haz 10 repeticiones a ambos lados

Danza del vientre

La principal razón por la que se producen distorsiones en la pelvis es la falta de movimiento. Balanceándola puedes minimizarlas y, además, trabajarás los abdominales y conseguirás una bonita cintura.

Desafío

Con los brazos levantados
Levanta los brazos y junta las manos por encima de la cabeza para aumentar la carga en la parte baja de la espalda. Intenta esto una vez domines el ejercicio sin mover el eje.

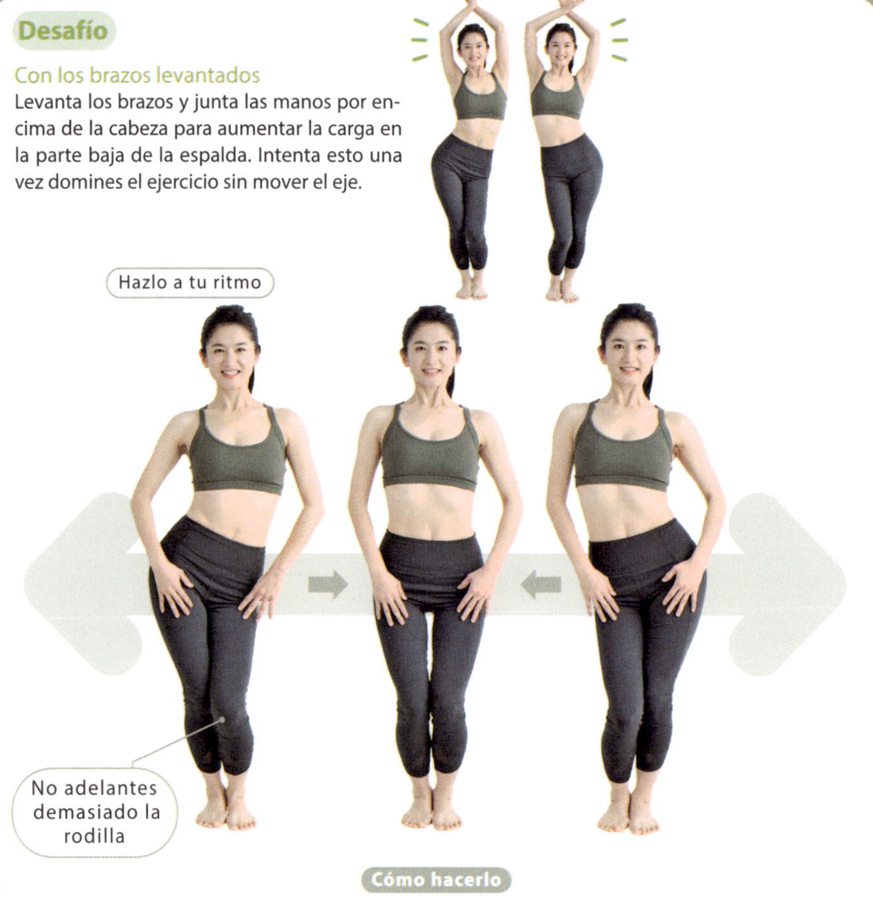

Ponte de pie con las piernas juntas y las rodillas ligeramente flexionadas. Con el tronco fijo, balancea lentamente las caderas a derecha e izquierda, como si trazaras líneas con los glúteos. Si colocas las manos sobre las ingles, te resultará más fácil centrarte en el movimiento de la cadera.

Hazlo durante 30 segundos

Báscula pélvica

Al mover la columna vertebral y la pelvis juntas, la espalda mejora su aspecto. También desaparecen las distorsiones pélvicas y se ayuda a prevenir el dolor de espalda.

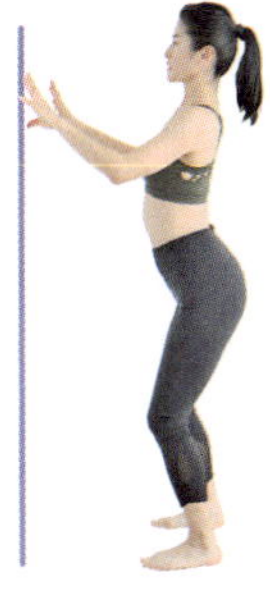

También puedes hacerlo así

Mantén el tronco en posición vertical
Cuando la pelvis está muy rígida, se tiende a hacer movimientos compensatorios hacia delante. Las primeras veces puedes mover las caderas manteniendo el tronco recto.

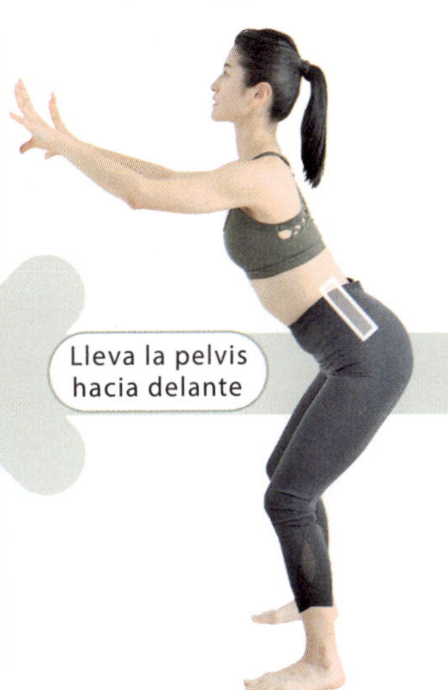

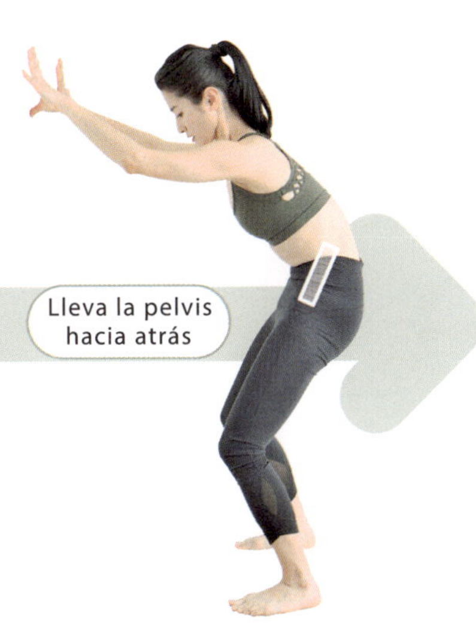

Cómo hacerlo

Colócate frente a la pared, dobla ligeramente las rodillas e inclina un poco el tronco hacia delante. Pon las manos en la pared, pero sin apoyar el peso en ellas, imaginando que las manos y la pared se repelen. Inclina la cadera hacia delante hasta arquear la espalda y, luego, muévela hacia detrás hasta encorvarte.

Hazlo durante 30 segundos

Concéntrate en aquello que puedes hacer para ser capaz de hacer cada vez más cosas y aumentar la confianza en ti misma

La fecha de publicación de este libro en Japón coincidió con mi cumpleaños, y fue el mejor regalo que me podrían haber hecho.

Muchas de mis alumnas me han dicho que seguirán haciendo estos ejercicios durante el resto de su vida o que ya no necesitan ir tan a menudo al médico, lo que me ha hecho querer transmitir la importancia de cuidar y sanar nuestro cuerpo, y la alegría que conlleva poder hacerlo por nosotros mismos, todavía más. Esto fue lo que me motivó a escribir el libro que tienes en las manos.

Mi rutina de entrenamiento personal para la corrección pélvica es un método propio que aúna la autocorrección y el trabajo corporal con el que, mediante la observación de los movimientos de cada persona, explico cuál es la causa de sus problemas y ayudo a resolverlo por sí misma a través de las funciones cerebrales.

Además de perder peso, también hay personas que quieren mejorar sus desviaciones corporales, dolores y otros problemas. Para todas ellas existe un método de reajuste corporal que se adapta a sus necesidades.

Aunque solo puedas hacer un 1 % de los ejercicios, concéntrate en ese pequeño porcentaje. De esa forma, el número de cosas que puedes hacer aumentará y sentirás que puedes cambiar las cosas por ti misma.

Que puedas disfrutar al máximo de la vida depende en buena medida de tu salud física, ¿verdad? Aunque no hay que olvidar que el bienestar físico está siempre ligado a la salud mental. No te preocupes si alguna vez te sientes alicaída o insegura, ¡no pasa nada! A mí también me ha pasado. Lo importante es que te levantes de nuevo y vivas una vida plena.

Me gustaría agradecer a todas aquellas personas que han comprado este libro y a quienes han formado parte en su elaboración.

No es fácil lograr algo por uno mismo, pero todo es más llevadero si te apoyas en quienes te rodean.

Muchas gracias.

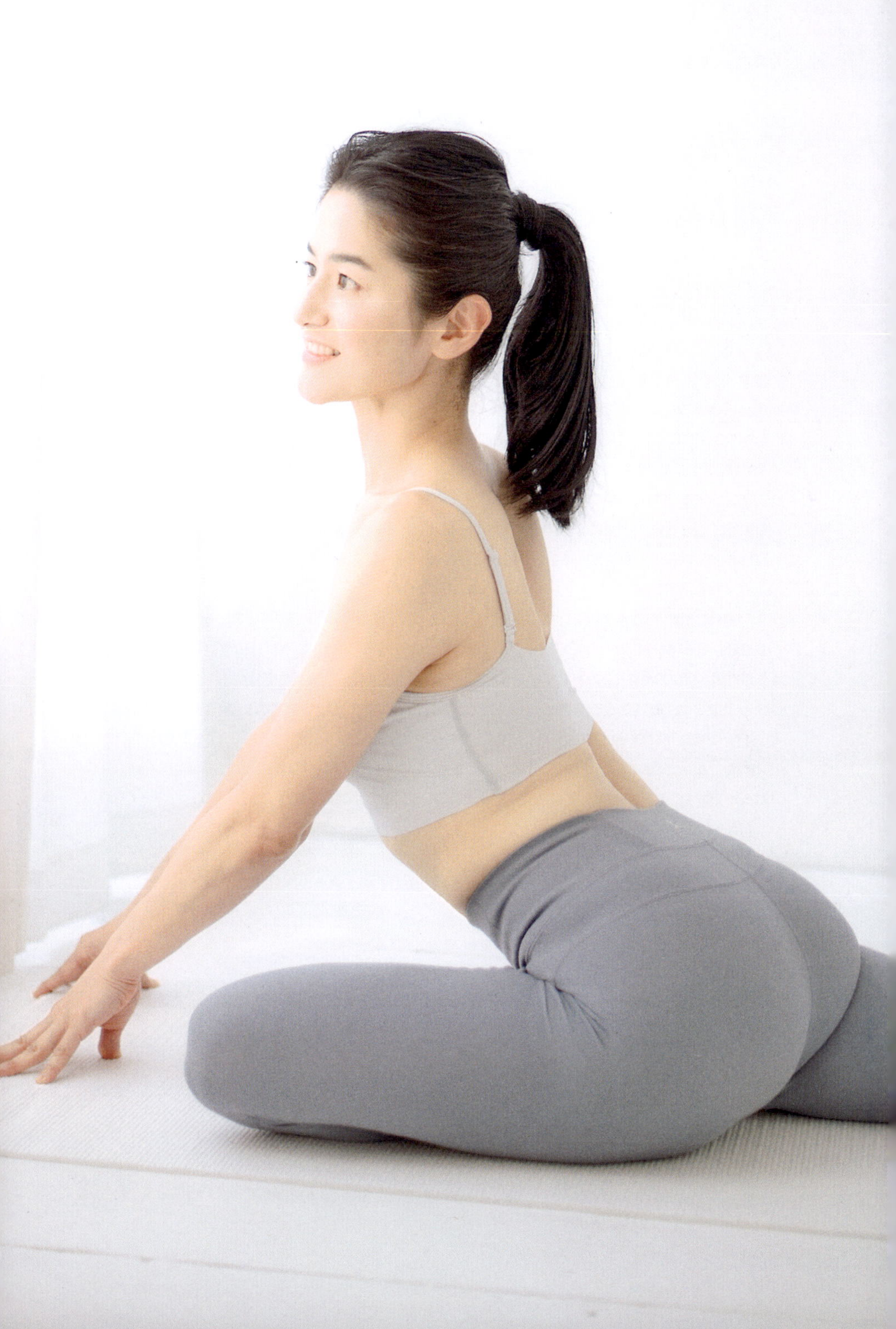

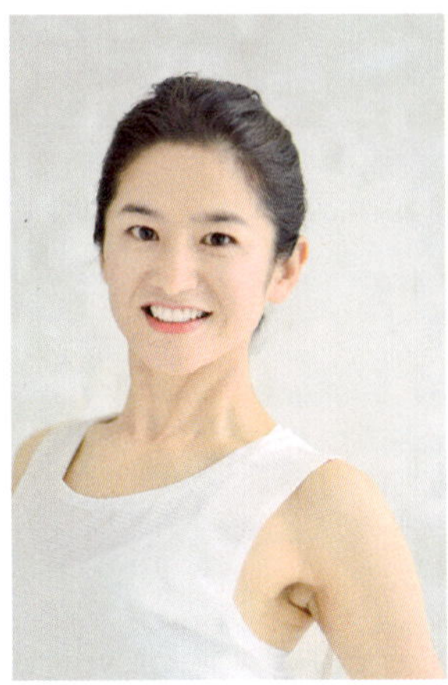

Sobre la autora

Entrenadora personal especializada en corrección pélvica y representante de Naoko Bodyworks Co., Ltd. Desde que tenía veinte años, ha sufrido diversos problemas de salud, como obesidad, rigidez de hombros, dolor de espalda o juanetes, lo que ha hecho que se interese mucho por cómo ejercitar y mantener el cuerpo. Aprovechando su parto, comenzó a estudiar educación física, aprendió yoga, pilates, quiropraxia, y estética, y desarrolló un método único combinando todos sus conocimientos y resultados. Con este método, logró adelgazar catorce kilos y obtener un cuerpo totalmente sano. En la actualidad compagina la crianza de sus tres hijos con el cuidado corporal y mental de más de diez mil mujeres, así como con la instrucción de quienes puedan seguir enseñando su método y desarrollando productos en colaboración con grandes empresas.